全人整合医疗

池宇翔 著

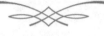

QUANREN ZHENGHE YILIAO

U0240737

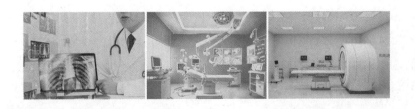

西南大学出版社

国家一级出版社　全国百佳图书出版单位

图书在版编目(CIP)数据

全人整合医疗 / 池宇翔著. -- 重庆 : 西南大学出
版社, 2024. 10. -- ISBN 978-7-5697-2753-1

Ⅰ. R197.32

中国国家版本馆 CIP 数据核字第 20242QH755 号

全人整合医疗

池宇翔　著

责任编辑:张　琳

责任校对:邓　慧

书籍设计: 起源

排　版:杨建华

出版发行:西南大学出版社

地址:重庆市北碚区天生路2号

邮编:400715

印　刷:重庆亘鑫印务有限公司

成品尺寸:185 mm×260 mm

印　张:12.5

字　数:265千字

版　次:2024年10月 第1版

印　次:2024年10月 第1次印刷

书　号:ISBN 978-7-5697-2753-1

定　价:65.00 元

我国很多医院高层管理者都想方设法建设质量效益型医院，已是大势所趋。作为医院战略业务单元的临床科室，无疑需要紧跟时代步伐创新管理。这套品牌科室管理丛书，很大程度上能够帮助科室主任、护士长从医学专家成长为管理专家，是值得品读的作品！

桂克全

健康界总编辑，《解密华西》《申康维新》作者

在医院经营管理面临政策变革、行业激荡的今天，每位管理者都在殚精竭虑地思索符合医学科学属性、医院发展规律的资源整合、效率提升，都致力于推动医院从优秀走向优胜。品牌科室管理丛书成功地将理论体系与管理实践有机结合，是池宇翔老师行胜于言医院经营管理思想的精华呈现。从丛书中体会智慧，从交流中探索出路，与各位医管同行共同奋进！

倪书华

南京同仁医院总经理、管理学博士

台湾的医疗改革从 20 世纪 70 年代开始，借由区域医疗网络规划及医院评鉴的推动，再加上全民健康保险的实施，使得医院管理逐步实施了以病人为中心的管理系统。大陆的地域更广、医院更多，要想成功实现医疗改革，必须深入进行医院管理研究，找到适合大多数医院的管理模式。品牌科室管理丛书提倡从科室开始管理变革，降低医疗改革的难度和阻力，为大陆医改打开了一扇窗户！

陈进堂

中国台湾健康产业平衡计分卡管理协会创会理事长、《医疗平衡计分卡》作者

他序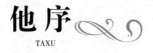

TAXU

　　池宇翔教授，幼以拯救黎庶为志，苦读医籍，勤思笃行，扎根骨科，兢兢业业，闻鸡即起，达旦无休，挽万千痛患于即倒，为患家与同行之共赏，终有小成。

　　然医者熙熙，患者攘攘，深感日久担重，手握屠龙之刃，遍尝回天之无力，终悟先贤鲁迅之感慨，国人病不在身而在心。

　　痛定思痛，弃万千宠爱于不顾，奋而离职，苦思当下医患离心之桎梏，欲解顽疾于根本。以科学之法，见微知著，将医患之矛盾纵横条理，引古喻今，师夷长技，誓以彻底解决医患矛盾为余生之念。天道酬勤，终有所悟，且心无藏私，尽注笔端，望对天下医者有所裨益，不求尽善尽美，唯愿无愧于心。

　　吾与池君神交旷久，今拜读其文，深有所得，望与诸君共赏。

陈　伟

首都医科大学附属北京口腔医院 党委副书记、纪委书记

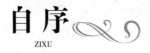

自序

ZIXU

突破现有医疗体制进行医院管理变革

——后半生就做这件事

20 世纪 70 年代末我国开始实行改革开放，医疗行业被推向市场，到了 90 年代末，医患矛盾和医疗纠纷不断凸显。2009 年我国实施新医改，数年时间过去了，国家出台了许多医改政策，每年投入数以千亿的资金，而医改的成效并不明显。民众对医院和医务人员的不满好像没有明显改善，医院员工的抱怨似乎没有明显减少。

新医改的问题到底出在哪里？这是政府、医疗从业者和广大老百姓都非常关心的问题。我作为一名医院管理的研究者和践行者，也从未停止思考这个问题。不同省市、不同级别、不同类型医院的问题的解决方法应该是不同的。

近年，我在研究我国医院该如何借鉴部分国家和地区已有的医院管理变革经验时，发现医疗行业的改革不但要进行医疗体制的改革，还要进行医院管理的变革。从国际和国内医改的经验来看，医疗体制的改革是一个漫长而艰难的过程，而医院管理的变革是可以突破现有的医疗体制而得以实现的。

新医改的目标是解决老百姓"看病难、看病贵"的问题，其实与世界上其他国家和地区医院相比较，我国医院"看病难、看病贵"只是一种表面现象。在我国的区县医院和乡镇卫生院看病难吗？我国的中小医院门诊诊疗费和住院手术费贵吗？我国医院目前存在的最大问题，其实是医疗偏离了正确的方向和原有的本质，绝大多数医院更多地是以经济效益为中心和以治疗疾病为中心，而没有真正地以病人为中心和以健康为中心。医疗的本质应该回归到"治好病、当人看、服务好"，不但要实现生理—心理—社会医学模式，还应该有让民众不生病或者少生病的健康管理理念。

近年我在医院管理研究和实践的过程中，体会到部分国家和地区先进的医院管理理念值得我国的医院借鉴，但由于文化传统和社会环境的较大差异，需要对其他国家和地区的医院管理理论和实践进行一定的改良和转化。2004 年，我开始系统地研究著名医院管理专家张中南教授的人本位医疗与美国医疗机构评审国际联合委员会医院评审标准、新加坡医院优质服务体系，以及我国台湾医院经营管理模式等前沿医院管理理论和实践。对国内数十家经营管理成果优异的医院进行案例剖析，并用研究的管理理论在多家医院进行管理实践，认识到一些现代化医院管理理念是能够在我国医院实施和落地的。

医院管理变革千头万绪，从哪些方面开始、从什么时候开始、从哪些群体开始、达到什么样的目标等问题需要深入地研究和详细地规划。我从事医院管理和医院管理研究十余年，知道在医院的组织结构中有一个相对独立的经营管理战略业务单元——临床科室。为了降低医院管理变革的难度和阻力，医院管理变革可以从每一个临床科室开始，通过科室试点推广到全院，以科室局部的改变来推动医院系统的改变。

科室管理变革的实施，需要科室主任和护士长充分发挥管理的重要作用。我国医院的科主任和护士长都是医学专家出身，绝大多数医院选拔科主任和护士长的标准都是技术优先，而非经营管理能力。我国医院要想推动管理变革，将科主任和护士长从医学专家培养成管理专家是一个发展趋势。当科主任和护士长成为卓越的医院管理者后，医院管理变革将会变得比较轻松和顺利。

我通过对美国、新加坡，以及我国台湾地区医院管理变革的研究，发现医院科室管理变革主要从四个方面转变：一是管理模式的转变，从以管理领导意志为中心到以员工参与为中心，真正地实现以员工为中心的科室创新管理；二是医疗模式的转变，从以治疗疾病为中心到以病人健康为中心，真正地实现生理—心理—社会的全人整合医学；三是服务模式的转变，从以医院职能为导向到以患者需求为导向，真正建立医院的优质服务体系；四是医患模式的转变，从医生主导方式到患者参与方式，真正实现有效的人文医患沟通。要让科主任和护士长掌握和运用管理模式、医疗模式、服务模式和医患模式转变的理念和技能，就需要对科主任和护士长进行系统培训和全面辅导。

我曾经无数次在内心问过自己这样两个问题：一是我这辈子可以活到多少岁？二是我活着究竟是为了什么？人的一生其

实是非常短暂的，我期望自己能够活到 80 岁左右，总计大约 3 万天时间。仔细一计算自己的人生已经过半，只剩下 1.5 万天左右的时间。我的后半生到底要做些什么，才能使自己离开这个世界的时候，少留一些遗憾？

要想自己的后半生不留太多的遗憾，首先要尽量让自己保持健康的状态。我开始了合理饮食、适度运动、规律生活和平衡心理，似乎在修炼自己的身体和心灵。然后是多抽时间陪伴家人，父母年事已高，他们陪伴子女的时间在不断地减少。女儿在一天一天地长大，她独立生活的日子在慢慢逼近。而在以后的日子里，陪伴自己最多的是妻子。我要珍惜陪伴父母、妻子、女儿的每一分每一秒。

人生要活得更加精彩，我选择了对事业毕生追求。事业和工作有着本质的区别，工作更像是自己谋生的手段，而事业则是自己的兴趣爱好所在。在公立医院的十余年，我从一名骨科医生、创伤科主任成长为医院副院长。后来从公立医院辞职，到民营医院当院长。现在我成为一名医院管理研究者，专门从事医院管理培训、咨询和辅导工作。我非常热爱目前所从事的事业，而目前这种工作方式也让我有独立的时间和充沛的精力去思考和研究自己想做的事情，真正地将兴趣爱好和事业追求融为一体，甚至到了爱不释手的地步。

我希望通过自己的努力，能够成为培养医院科主任、护士长的专家，践行科室管理模式、医疗模式、服务模式、医患模式的转变。为了推动医院管理的变革，早日实现新医改的目标，真正让我国医院回归医疗的正确方向和原有的本质，我愿意贡献自己的一分力量。

2013 年我出版了第一本医院管理著作——《品牌科室：创新经营与职业化管理》。近年在全国各地医院培训和辅导的时候，我时常会听医院院长说，他们把这本书作为必读书籍推荐给科主任、护士长，这让我感到高兴和莫大的欣慰。

随着对医院科室经营管理的深入研究和不断实践，我的团队已经初步形成一套将科主任、护士长从医学专家培养成管理专家的复合型人才培养体系。我准备用两年的时间来完成品牌科室管理丛书的研究和编写工作，并且打算以后每三至五年对丛书进行一次全面的改版，希望丛书未来能够成为全国医院科主任、护士长管理的参考书。

出版的第一本书《科室创新管理》，关注员工共同参与的管理模式。学习我国台湾地区医院科室经营管理理念，主要从医院目前面临困境、医院未来发展趋势、战略管理分析、战略规划制订、学科品牌定位、管理模式改进、财务成果衡量、患者服务营销、医疗质量改善、员工职业发展等方面诠释科室的经营管理。创新的含义是实现以患者为中心的经营理念，实现员工共同参与的管理模式。

出版的第二本书《医院优质服务》，关注患者需求导向的服务模式。借鉴新加坡医院优质服务体系，主要从医院服务的现状、医院优质服务的概述、医院优质服务的策略、医院服务的调研、美化医院服务环境、医院 5S 现场管理、塑造员工服务行为、员工服务行为规范、改善医院服务流程、医院优质服务管理等方面进行全面的阐述。科室管理变革从最容易改变的事情开始，从最能够见到效果的项目开始，医院优质服务体系的建设是医院管理变革的突破口，分别从医院服务环境、员工服务行为、患者就诊流程等三个方面，由浅入深，逐步推进。

出版的第三本书《全人整合医疗》，关注患者健康的医疗模式。引用美国医院生理—心理—社会医学模式的思路，主要从患者安全目标、完整医疗思维、整体护理模式、全面康复理念等方面阐释全人整合医学的实践。改变传统以治疗疾病为中心的临床思维方式，转变为以患者健康为核心的临床思维方式；颠覆以往只注重医疗技术的临床模式，提倡从医疗、护理、康复三方面保障患者健康。

出版的第四本书《有效医患沟通》，关注医患伙伴合作的沟通模式。沿用欧美国家医院医患沟通的通用课程，主要从医患沟通模式转变、医患沟通核心技能、医患沟通情景演练等三个方面展开讲解和训练。完全模拟医生对患者进行诊断和治疗的临床场景，与患者建立伙伴关系和提供访谈结构贯穿整个医患沟通过程，对医生的提问、倾听、语言、行为和沟通流程都要进行必要的规范和训练，让医生真正掌握有效沟通的技能。

每个人的能力和时间都是有限的，我的后半生就做这件事，努力成为我国医院科主任、护士长的培养专家，从科室创新管理、医院优质服务、全人整合医疗、有效医患沟通等四个方面去完善科主任、护士长的培养体系，为我国的医院管理变革贡献自己微薄的力量。

池宇翔

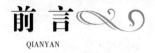

前 言
QIANYAN

全人整合医疗促进病人身心健康

从20世纪七八十年代开始,医学院校的教育就提出要从单纯生物医学模式转变为生理—心理—社会医学(即全人医疗)模式,可到了临床工作中还是以疾病治疗为中心。随着现代医学的不断发展,临床学科越分越细、越分越专业,将一个完整的人体分解成各个系统、脏器和部位,特别是人口老龄化、慢性疾病、身心疾病增加的发展趋势,单纯的学科已经没有办法解决身体和心理存在的多种疾病,需要进行学科和专业的协作和整合。

全人整合医疗包含两层意思:一是全人医疗;二是整合医学。全人医疗是针对患者而言,即生物—心理—社会医学模式。患者来到医院治疗疾病,医生不但要关注患者身体的疾病,同时还要关心患者心理、社会和精神等方面的问题。

整合医学是针对医院而言,包括学科整合和团队医疗两个方面。为了保证患者能够得到生理、心理和社会的全人照顾模式,医院目前学科细分和专业细化的模式已经无法满足这一需求,需要进行学科整合和团队医疗来实现这一目标。

学科整合是指不同专业的临床学科针对某位患者有多种疾病时进行共同诊断并制定治疗方案。团队医疗是指医生、护士、临床药师、康复治疗师、心理咨询师、膳食营养师、个案管理师、社会工作者等不同专业的医务人员对患者进行共同评估,制定治疗、护理、康复、心理、营养等方案,同时也邀请患者、家属和照护者共同参与。

我国医院较长时间以疾病治疗为中心和以经济利益为导向,要想从单纯的生物医学模式转变为全人医疗和整合医学的模式需要一个比较漫长的过程。因为目前我国的医疗保险并非健康保险,医保的付费方式只考虑了疾病的治疗,很少通过心理和社会的支持来促进健康。另外,我国医院目前的奖金分配方式大多是单独核算到每一个科室和部门,不利于学科整合和团队医疗。

目前我国需要有前瞻意识和变革魄力的医院院长和科室主任来进行全人医疗和整合医学的大胆尝试,让大家看到这种模式的创新和变革不仅有利于促进患者的健康和提高满意度,同时也有利于增强医院的经济效益和社会效益,提高医务人员的职业荣誉感和归属感,真正地做到患者、医院、医务人员、政府、社会多方共赢,实现医院管理变革的成功。

全人医疗和整合医学到底应该如何在临床上得以实现?如果按照我国目前医学院校的教育和临床实习以及住院医师规范化培养的模式是无法实现这一目标的,因为其培训教材和教学方法就是将人体分成不同的脏器、部位让学生来学习的。我们需要彻底地转变传统的单纯生物医学模式是一个比较艰难的过程。近年,我在研究康复医学科时接触到美国康复机构认证委员会(CARF)标准,它给出了很好的方法和途径,就是让医师、护士和康复治疗师与患者及其家属共同进行团队评估,共同参与讨论患者的疾病、康复目标和康复方案。

医生在促进患者健康的过程中起到一定的主动作用,医生首先要对患者进行详细的信息采集,信息采集不但包括病史信息,同时还需要患者的主观感受;其次是全面的体格检查,病情较轻和病程较短也可以进行重点体格检查,这是目前我国医院的医生最容易忽视的基本检查;再次是必要的辅助检查,我国医院的医生目前是依赖于辅助检查,很多医生一旦离开辅助检查就无法诊断疾病,辅助检查应该是对详细的信息采集和全面的体格检查的必要补充,而非完全的替代;然后是循证的准确诊断,疾病的诊断需要循证医学的证据,但同时也需要倾听患者的故事即叙事医学,只有在疾病诊断准确,同时关注患者的主观感受时,才更有利于疾病的治疗;最后是最佳的治疗方案,我国医院大多为了追求单纯的经济利益,过度诊断和过度治疗时有发生,最佳的治疗方案应该是站在患者的角度,给他们最小的伤害,最大的获益。

护士在患者疾病的诊断和治疗过程中应该是医生的合作伙伴,而非单纯的医嘱执行者。第一,护士要对患者进行及时的病情观察,特别是危重患者和病情突然发生变化的患者,只有及时观察到患者病情的变化,才给疾病的及时治疗提供机会;第二,护士要对患者进行专业的生活照顾,我国绝大多数医院患者住院治疗都是家属或护工进行照顾,护士没有时间和意愿参与到患者的生活照顾中来;第三,护士要对患者进行安全的治疗处置,这项工作是我国医院护士主要的任务,护士每天有打不完的针、输不完的液,治疗处置最重要的是减少对患者的医源性损害;第四,护士要对患者进行积极的心理支持,患者身体患病的时候,或多或少都伴有心理的问题或障碍,需要护士进行必要的解释和安慰;第五,护士要对患者进行合理的膳食指导,我国医院普遍缺乏临床膳食营养师,护士需要对特殊的患者进行必要的膳食营养指导;第六,护士要对患者进行有效的健康教育,患者在疾病恢复和健康促进的过程中需要接受健康教育,护士在这项工作中起到了重要的作用,需要去协调其他相关专业的医务人员一同对患者进行有效的健康教育。

我国康复医学得到快速发展是在2008年四川汶川地震以后。康复医学可以融入危重患者、外科手术患者、慢性疾病患者、老年患者、残障人士等患者的疾病康复和健康促进。康复治疗始于康复评估,止于康复评估。康复评估的内容主要包括躯体功能、认知功能、言语功能、心理功能和社会功能。躯体功能主要包括运动功能、感觉功能和心肺功能。认知功能、言语功能和心理功能共同称为脑高级神经功能。社会功能主要包括生活功能、工作功能、学习功能和娱乐功能。康复治疗包括物理治疗、作业治疗、言语治疗、吞咽治疗、心理治疗、认知治疗和康复辅具治疗等。

患者安全与医疗质量是医院管理的永恒主题,患者安全和医疗质量是息息相关的。患者安全目标的提出是国际性的,是现代医学发展的必然趋势。国际患者安全目标实则是对安全理念的高度提炼和具体化,它是通过对大量医疗不良事件的统计分析而得出的发生频率最高、危害最严重,同时也是最需要防范的几个方面。中国医院协会结合国内外实践经验,从2007年开始每一到两年发布一次《中国患者安全目标》。

目录
MULU

第1部分
完整医疗思维

✣ 绪论

全人整合医疗包含了两层意思：一是全人医疗；二是整合医学。全人医疗是针对患者而言，即生物—心理—社会医学模式。患者来到医院治疗疾病，医务人员不但要关注患者身体的疾病，同时还要关心患者心理、社会和精神等方面的问题。

整合医学是针对医院而言，包括学科整合和团队医疗两个方面。为了保证患者能够得到生理、心理和社会的全人照顾模式，目前医院学科细分和专业细化的模式已经无法满足这一需求，需要进行学科整合和团队医疗来实现这一目标。

我有一位亲戚的儿子，结婚五年的时间，妻子一直没有怀上孩子。当时在农村有句古语："不孝有三，无后为大。"因为这件事情，全家人在村里抬不起头，小夫妻选择外出打工。后来去医院检查，发现妻子双侧卵巢囊肿，医生告诉他们这可能是导致不孕不育的原因。这次检查让小夫妻看到了一线希望，高兴地认为只要切除了囊肿就可能怀上孩子。

为了节省开支和方便家人照顾，夫妻俩回到了当地的医院准备手术。当在就诊时将外地医院的检查报告单交给医生的时候，医生连患者是谁都没有确认，更没有进行病史的询问和必要的检查，马上说道："你这病需要手术，马上给你开住院证，去办理住院手续。"亲戚的儿子赶紧问道："医生，手术做了就能怀上孩子吗？"医生很不耐烦地回答道："现在不是关心能否怀上孩子的时候，手术做完以后再说吧。"小夫妻一听医生的回答，心一下子凉了半截。他们关心是否能怀上孩子，而医生关心的是卵巢囊肿手术。

生物医学模式在医学史上发挥了巨大作用，为人类的健康事业做出了伟大的贡献，但是随着社会的发展,科学技术的进步,人们逐渐发现它存在一定的缺陷,给人们的思维活动带来了一些消极影响。

生物医学模式使传染性疾病的诊断和治疗取得了技术上的突破,让一些烈性传染病得到了有效控制,使全球疾病谱和死因谱发生了重大变化。世界各国都出现了以心脏病、脑血管病、恶性肿瘤占据疾病谱和死因谱主要位置的趋势,在城市则更为突出。心血管病、恶性肿瘤、脑血管病等病因复杂,与人的性格、生活方式、心理因素乃至经济生活条件、是否进行健康检查等都有关系,至于交通事故、自杀、吸毒、酗酒等的广泛发生,更明显地与心理、社会因素有关。

在传染病占据疾病谱和死因谱的主要位置时,人们专注于探讨特异性生物因素和有针对性的治疗方法,忽视心理和社会因素的支持作用,或只把它们作为外部条件来考虑。但随着疾病谱和死因谱的转变,心理和社会因素的作用明显地展现在人们面前,促使人们把视角由单纯考虑引起疾病的生物因素,向综合考虑生物、心理、社会因素转变。当然,这一转变并没有丝毫否定生物医学模式的作用。

随着社会的发展与生活水平的提高,人们的健康需求也日益多样化,已不再仅仅满足于对疾病的防治,而是积极地要求提高健康水平和生活质量,更好地享用发达的现代科技,已经从摆脱了为维持生命的基本卫生需求,上升到满足人类心理和社会的更高的健康需求。这就要求扩大健康服务的范围,即从疾病治疗扩大到预防保健,从生理服务扩大到心理服务,从院内服务扩大到院外服务,从技术服务扩大到社会服务,全面满足人们生理的、心理的和社会的健康需求。这种需求还会随着社会的发展进一步扩展,成为医学模式转变的推动力量。

随着人口老龄化的到来和慢性疾病的增多,目前医院内科住院病区的老龄患者,甚至是高龄患者所占的比例越来越高,就连外科住院病区的老龄患者也在不断增加。一位老龄患者可能同时患有老年痴呆症、帕金森综合征、高血压病、糖尿病、骨质疏松症、前列腺增生症等。单一的临床学科根本无法解决患者所有的问题,目前就算是分别邀请临床学科会诊的模式也无法满足患者的所有需求。

临床学科的发展轨迹,由专科化走向次专科化,再加上高科技的发展,以及企业化管理的导入,造就了医疗界的工业革命,并且协助解决了不少疑难杂症。由于次专科化的推广,成功协助医务人员和研究者将复杂的全人分割为不同的脏器和部位,并对单独器官进行了深入研究和治疗,同时也不断缩小其研究的焦点而取得了非常多的突破性进展,目前医院已经形成并建立以次专科为主的临床学科发展模式。

由于临床学科专业越分越细,导致医务人员的视野也受到越来越多的限制,使得次专科的医务人员只看到自己熟悉的"器官的病",对于人的了解只停留在生物医学的层面,而忽视了"生病的人",导致很多医务人员以"疾病"代替"病人",以"床号"取代"病人",对病人的医疗和护理也程序化、流程化,失去了对病人的尊重与关心。

专科医疗模式	整合医学模式
√ 以疾病导向的生物医学模式 √ 疾病照顾	√ 以病人为中心的生物—心理—社会医学模式 √ 全人照顾
特性	特性
√ 强调准确诊断和治疗的重要性 √ 注重专科疾病的治疗 √ 以医生为中心的医疗模式 √ 重视医疗技术和医疗设备的高科技,以"病"为主	√ 强调全人照顾的重要性 √ 注重学科整合和团队医疗 √ 患者共同参与的医疗模式 √ 兼顾疾病治疗和生命质量,强调人文关怀,看到整个"人"

世界卫生组织(WHO)给健康所下的正式定义是指生理、心理及社会适应三个方面全部良好的一种状况,而不仅仅是指没有生病或者体质健壮。

世界卫生组织据此制定了健康的10条标准,大致如下:1.充沛的精力,能从容不迫地担负日常生活和繁重的工作而不感到过分紧张和疲劳;2.处世乐观,态度积极,乐于承担责任,事无巨细,不挑剔;3.善于休息,睡眠良好;4.应变能力强,能适应外界环境中的各种变化;5.能够抵御一般性感冒和传染病;6.体重适中,身体匀称,站立时头、肩、臂位置协调;7.眼睛明亮,反应敏捷,眼和眼睑不发炎;8.牙齿清洁,无龋齿,不疼痛,牙龈颜色正常,无出血现象;9.头发有光泽,无头屑;10.肌肉丰满,皮肤有弹性,走路感觉轻松。

现代医学的目的:第一,预防疾病和损伤,促进和维持健康,这是医学的核心价值。这个目的基于的前提是:医生应该帮助他们的病人,使他们保持健康,并提醒由烟草、酒精、药物和其他生活方式引起的具有危险性的疾病的存在。现代医学也认为社会需要比个人需要更优先,涉及全社会的戒烟活动比只涉及相对少数人的心脏移植更重要。其理由:一是因为这可能免除疾病和损伤;二是能给社会和个人同时带来巨大的利益;三是有益于经济,通过减少发病率的范围从而减轻经济负担。但由于疾病总体上不能被克服,任何人都可能得病、受伤或致残,所以不能说这一目的是绝对的。

第二,解除由疾病引起的疼痛和痛苦,这是医学最古老和传统的医学目的,但现代医学并未很好地满足这一要求,因为医生在对疼痛的理解和实施疼痛治疗之间,对由实质性病变引起的疼痛和由精神心理引起的痛苦之间存在巨大的差别。"医学有责任去教育医生如何解除疼痛,以及医学应解除并发性疼痛的程度,这需要哲学或精神疗法。"

第三,治疗和照料普通患者和那些疾病无法治愈的患者。以往医学往往首先是找到病因,然后寻找治疗方法,让病人回到身体健康的状态,而照料常被忽视。但许多疾病并没有可以治愈的方法,特别是老年病和慢性病,治疗几乎很难有大的成效,照料就成为医学最普遍、最直接的目的了。医务人员最大的工作是管理疾病而不是治愈疾病。

第四,避免加快死亡,追求安详死亡。与疾病做斗争是医学的重要目的,但医学应当和各种死亡保持健全的矛盾平衡。"医学必须维持它对死亡做斗争和接受死亡作为人类不可避免的命运两者之间的张力。"医学应当提供安详死亡的服务,而不是制止死亡的可能性。但医学为了实现这一目标,必须正确处理:避免加快死亡;追求安详死亡;妥善处理终止生命维持疗法,确定这种疗法的道德标准和医学标准。

"有时,去治愈;常常,去帮助;总是,去安慰。"这是长眠在纽约东北部的撒拉纳克湖畔的特鲁多医生的墓志铭。

1857年,特鲁多医生在医学院学习时患上了肺结核。在那个时代,肺结核就是不治之症。于是,他来到人烟稀少的撒拉纳克湖畔准备等待死亡。1915年,特鲁多医生最终还是死于结核病,但是,他比当时罹患该病的大多数人的生存时间要长得多。

对于这句名言,有人说它概括了医学之功,说明了医学做过什么,能做什么和该做什么;也有人说,它告诉人们,医生的职责不仅仅是治疗、治愈,更多的是帮助、安慰;还有人说,它向医生昭示了未来医学的社会作用。可以说,这句名言明确了医学是饱含人文精神的科学。如果抽去医学的人文性,就抛弃了医学的本质属性。

✿ 第1章 详细的信息采集

信息采集的意义

在全人医疗(生理—心理—社会医学)模式下,将病史询问调整为信息采集,主要体现了医务人员不但关注患者的疾病情况,同时还关心患者心理、社会等健康状况和其他的背景信息。另外,来到医院寻求帮助的人,并不单纯是患病的人,还有可能是预防接种的小孩、待产分娩的孕产妇、健康体检的人群、亚健康需调理的人群等。

详细的信息采集是医患在值得信赖的关系下收集和分享信息的过程,这种关系同时考虑了疾病的客观依据和患病的主观感受,即使在目前医学科技快速发展的今天,详细的信息采集仍然是最有效的诊断工具,比体格检查和辅助检查更能促进对疾病的正确诊断。通过详细的信息采集,医生可以与患者建立起有意义、亲密、关怀的关系。患者可能会与医生分享不愿意告诉其他人的"秘密",医生可能会让患者感受到治愈疾病的信心和勇气。

据研究表明:问诊后医生可以给76%的患者确诊,全面的体格检查可有助于另外的12%的患者确诊,而11%的患者的确诊依赖于辅助检查。比如上呼吸道感染、急性支气管炎、急性扁桃体炎、急性尿路感染等常见病和多发病都可以通过信息采集得到准确的诊断。

急性阑尾炎可以通过信息采集来提供有价值的线索,体格检查和辅助检查可以进一步明确诊断。典型的急性阑尾炎开始有中上腹或脐周疼痛,数小时后腹痛转移并固定于右下腹。据统计,70%—80%的患者有典型转移性右下腹痛病史。少数病人的病情发展快,疼痛可一开始即局限于右下腹,同时还可能伴有发热、恶心、呕吐等症状。体格检查时有右下腹压痛、反跳痛和肌紧张的症状,结肠充气试验为阳性。

急性阑尾炎病人的白细胞计数增多,约占病人的90%,是临床诊断中的重要依据。阑尾充血、水肿、渗出,在超声显示中呈低回声管状结构,较僵硬,其横切面呈同心圆似的靶样显影,直径≥7 mm,是急性阑尾炎的典型图像。准确率高达90%—96%,敏感性和特异性也在90%左右。

一位18岁的女性患者因为右下腹疼痛到某医院急诊科就诊,接诊医生发现患者的面色和口唇苍白,并且同行是一位年龄相仿的男性,高度怀疑患者可能是宫外孕。

医生病史询问时就直奔主题:"上个月来过月经吗?"患者回答道:"来过。"医生追问:"结婚了吗?""同房了吗?"患者都害羞地小声回答:"没有。"这时候接诊医生就犯难了,患者提供的信息否认了诊断宫外孕的前提条件,只好赶紧请妇产科医生紧急会诊。

经验非常丰富的妇产科医生一到诊室,就让其他人全部离开。然后单独仔细地询问患者,原来女孩子自由恋爱有一位男朋友,并且有同房的经历,但是自己的父母不同意他们交往。而陪同她到医院的男性是经媒人介绍,刚刚才认识一天,急诊医生当着这位男性询问病史的时候,她只有选择隐瞒。

患者生病后如果在医院门诊或住院治疗,首先是需要一定的经济支持,如果患者自身的经济条件存在一定的困难,就需要家人、亲戚、朋友或其他途径的经济支持。其次是需要家人、朋友或社会的情感支持,绝大多数患者生病以后,都存在一定的心理压力或问题,情感的支持在一定程度上有利于患者的疾病治疗。

医务人员通过详细的信息采集,不但可以了解患者疾病发生、发展的过程,同时还能了解患者的经济状况、家庭关系、社会关系等。患者的经济状况和家庭、社会的情感支持有利于患者身体、心理和社会功能的恢复。

我曾经在一家康复医院进行全人整合医疗示范查房,心肺康复科准备查房的是一位慢性阻塞性肺病的老年患者。当管床医生与这位老年患者打过招呼,并简单进行今天参加查房人员和查房内容的介绍后,老人旁边的电话铃声就响起,我们示意老人赶紧接听电话。

我和参与查房的其他人员就在一旁观察老人接听电话时的表情和倾听老人回答电话的内容,从中获取老人的相关信息资料。最后与老人确认了几个家庭支持相关的问题。

老人的老伴在两年前因为肺癌逝世,目前老人与自己的女儿、女婿住在一起,关系相处比较和谐。因为女儿、女婿白天要上班,每天中午、晚上将饭菜从家里送过来,并且每天晚上全家人都会来医院与老人聊一会儿天。

刚才给老人打电话的是在外打工的儿媳妇,询问老人在医院治疗的情况、吃饭和睡觉情况,并告诉老人安心养病。儿媳妇还告诉老人,明天他的儿子将请假回来照顾他,并且将承担老人所有的医药费用。

随着老龄化社会的发展,慢性疾病患者的增多,高龄老人和失能、失智老人的增加,给家庭、社会和医院带来了巨大的挑战。老人的身体、心理和社会功能随着年龄的增长,可能面临着逐步的减退,家人将面临较大经济支持和情感支持的压力。如果老人没有独立的经济能力,医疗费用、生活费用、护理费用等支出将取决于子女的能力和态度。老人生病需要治疗,不但需要经济的支持,更需要情感的支持,需要子女的照顾和陪伴。医务人员在信息采集时,了解子女是否能够提供老人生病治疗的经济支持和情感支持是非常重要的,尤其是有多个子女时,他们的想法和意见是否一致,对治疗方案的制定有较大的影响。

信息采集的内容

信息采集的内容主要包括以下几个方面:一是患者问题清单。患者问题清单的主要内容是确认患者本次就诊的主要原因,例如,一位肺癌的患者来到医院,希望解决的问题可能是解除痛苦,提高生活质量;而站在医生的角度可能是切除病灶,防止癌症的转移。所以医生与患者及其家属讨论问题清单时,应该将两者希望解决的问题进行必要的整合,达成基本一致的目标。

二是生物医学观点——疾病依据。有关生物医学的信息采集和传统的病史询问的内容是一致的,我们在强调心理和社会问题的时候,身体疾病的信息采集同样是非常重要的。生理—心理—社会医学模式的建立并非否定生物医学模式,而是对生物医学模式的延伸和扩展,生物医学模式仍然是患者疾病诊断、治疗的重要理论基础。患者的发病时间、主要症状、伴随症状等需要进行详细的信息采集。

三是患者的主观感受——患病体验。患者的主观感受是传统病史询问容易忽视或者遗漏的信息采集内容。患者生病以后,不但有身体的不适,还会有对疾病的担忧等。例如,患者可能会思考:我为什么会生病?我为什么会得这种病?我的病能够治好吗?我的病对工作和生活有影响吗?我希望病治好后没有任何后遗症。我希望自己还能够像从前一样工作和生活。

四是患者的背景信息——来龙去脉。患者的背景信息主要包括患者的既往史、家族史、个人史、用药史、过敏史、婚姻史、月经史、生育史及系统回顾等。医生在信息采集时容易忽视患者的背景信息,询问时过于简单,甚至是自行编造。当患者第一次门诊就诊或住院治疗时,应当详细了解患者的背景信息,可能会对疾病的诊断和治疗起到一定的帮助作用。当患者再次就诊时,应当与患者及其家属核对和补充患者的背景信息。

由于生物医学模式的长期影响,在我国大部分医院门诊、住院患者较多的情况下,医院绝大部分医生对患者进行信息采集时都是过于简单,甚至是草率,很多时候只需要花2—3分钟就能够完成。患者信息采集不全面或者不真实,将直接影响对患者疾病的诊断、治疗和有效的医患沟通,会导致疾病的治疗效果不好和医患沟通不畅。

我国医院的绝大多数医生询问病史的第一句话是"请问哪里不舒服?",然后会立马关注到患者生病的脏器和部位,而忽视患者的心理和社会问题。另外,患者的第一叙述症状或体征并不一定是患者此次就诊需要解决的主要问题,医生容易走进先入为主的误区,从而导致对疾病的误诊。通常情况下,医生对患者及其家属进行信息采集,首先应该是从开放式问题开始。例如,"请问您需要什么帮助?""请问您这次来医院准备解决什么问题"等,然后逐步从开放式问题到封闭式问题,确认和补充医生需要了解对疾病诊断、治疗有帮助的具体问题。

对患者信息进行详细的采集,必须要保证充足的时间。一般情况下,初诊患者和病情比较复杂的患者每次就诊时间应保证在20—30分钟,复诊患者和病情比较简单的患者每次就诊时间应保证在10—15分钟。由于绝大多数医院没有真正地实现分级医疗和预约就诊,每一天门诊医生、住院医生都需要接待大量的患者,因此无法保证每一位患者就诊的时间和诊断、治疗的质量。最后导致医生会花更多的时间来思考患者疾病的诊断治疗方案和与患者及其家属进行多次、反复的沟通交流,从而浪费更多的时间。

我曾经在一家大学校医院进行全人整合医疗示范查房时,碰见一位这样的病人,对自己的病情非常熟悉和了解。当我们刚走进病房向他问好以后,他的话匣子就打开了。目前他患有冠心病、类风湿关节炎、慢性支气管炎、糖尿病等多种疾病。因为在两年前医生给他安放了心脏支架,所以现在冠心病的情况比较稳定。类风湿关节炎需要长期服药控制,季节或天气变化时会加重。慢性支气管炎每到冬天会反复发作。糖尿病经过饮食控制和肌注胰岛素,能够将血糖控制在正常值范围。

这位患者清楚地知道自己所患的这几种疾病都是慢性病,无法完全治愈,随着年龄的增长,病情还可能加重。

这位患者用了大约5分钟时间,将自己所患的疾病和治疗过程的来龙去脉说得清清楚楚。今年他已经83岁了,当他看到我们都在耐心地倾听他的讲述后,最后非常自豪地告诉我们:"就是带着这些疾病去见马克思也没有遗憾了。"

虽然我已经离开临床一线工作十余年时间,但是通过对全人整合医疗的深入研究和实践以后,我会经常思考这样一个问题,如果再让我回临床一线去当医生,我会尽可能地多花一些时间去倾听患者的讲述,详细地采集患者生理、心理和社会的信息,更有助于患者疾病的诊断和治疗。其实很多时候,医生、护士多花一点儿时间倾听患者的心声,这个过程本身就是对患者及其家属的支持和心理的安慰,在这个方面传统的中医医生就做得不错。

我国大部分医院的门诊医生每天都要接诊几十个,甚至上百个门诊患者,按每天八小时工作时间计算,平均每个患者的接诊时间不到10分钟。为了让医生多接诊一些患者,同时又能保证接诊的质量,可以参照国外一些医院的做法,为每位医生配备1—2名专科护士和1名医生助理来协助医生工作。患者到门诊就诊,首先由专科护士进行接待,对患者的基本信息进行登记,并对患者的病史情况进行详细询问,初步进行全面的体格检查。其次由医生对患者进行重点的病史询问和体格检查。最后医生向医生助理口述需要进行的必要辅助检查或者治疗方案,医生助理进行病史记录和开具相关医疗文书后,由医生签名后执行。

患者在临床科室住院治疗时,医生和护士都会进行信息的采集。由于我国医院的医生、护士的分工方式和工作模式的原因,患者及其家属在入院后可能会接受实习医生、进修医生、管床医生和实习护士、进修护士和责任护士等不同的人群先后来询问相似的问题,有点儿像警察对犯罪嫌疑人进行反复多次的录口供,这样的信息采集方式可能会导致患者及其家属的反感,甚至是不予配合。

其实为了方便患者及其家属,同时也便于医疗团队之间的沟通,管床医生和责任护士尽可能一同进行信息的采集。如果无法共同参与采集信息时,医生和护士可以进行提前的沟通和了解,避免反复多次询问相同的问题。

团队评估是指主要由管床医生和责任护士共同对患者身体、心理、社会等问题进行医疗和护理评估,根据患者的病情和功能情况,必要时可以邀请康复治疗师、临床药师、心理咨询师和膳食营养师以及患者家属和陪护者参与。

通过初步评估以后,协商患者诊断、治疗、护理、康复方案,当患者的初步诊断明确和初步治疗计划制订后,应由管床医生召集相关专业医务人员和患者及其家属举行家庭会议讨论患者的医疗需求和治疗方案。

团队评估的好处在于医务人员可以从不同的专业角度协商诊断患者的疾病,并制定治疗方案,不足之处是需要医务人员协调时间参与进来。

家庭会议的召开有利于医患双方的相互了解,建立相互信任的关系。让患者及其家属明确提出医疗需求和治疗目标,医务人员能够与患者及其家属进行充分的沟通和交流,减少沟通障碍和误解。患者及其家属参与医疗决策后，依从性和主动性明显提高，有利于疾病的治疗和功能的恢复。

在生物医学模式下，疾病意味着正常生物学功能的紊乱。疾病是客观存在的，在医学检验或医学影像的帮助下，医务人员可以观察到疾病的进展。在全人医学（生理—心理—社会医学）模式下，患病体验是主观的感受，患者会因为不舒服，感受到自己的行为方式与健康状态下的不同。人们可以患有疾病而没有患病体验，比如高血压患者就可能没有任何不适的症状。人们也可以有患病体验而未患疾病，比如有人怀疑自己患有癌症，但所有的体格检查和辅助检查都是正常的。

大多数寻求医疗帮助的患者同时有着不同程度的疾病依据和患病体验。一些坚强的患者可能患有严重的疾病，却表现出很轻的患病体验，而有些情感外露的患者可能疾病程度较轻，却有较重的患病体验，甚至丧失行为能力。这些重要区别与日常临床工作息息相关，因为有患病体验经历前来就诊的患者是为了寻求症状的减轻，而部分医生却被传统地教导如何发现、治疗疾病。

治疗和治愈之间的区别现在变得更清楚了：医生利用药物、手术和生物技术治疗疾病；医生通过语言与患者建立信任关系来减轻患者的患病体验。作为临床医生，为了使医学有效，医生必须将治疗和治愈有机地结合起来，从而使患者受益。

信息采集的方法

20世纪的绝大多数临床医生都是在生物医学模式下接受培训的，被教导仅使用以医生为中心的面谈方法来问疾病的症状。以医生为中心的面谈就是由医生掌控整个交流的过程以获取患者症状及其他可能帮助做出诊断的详细信息。通常意味着在医生信息采集以做出疾病诊断的过程中，患者的想法、担忧、期望和医生所认为的非医疗信息在很大程度上被忽视了。在典型的以医生为中心的信息采集中，医生控制信息的流动，将信息采集远离患者的患病体验，防止最私人的信息、情绪和情感的出现，从而限制了医患关系的充分建立，无法让患者从生物—心理—社会方面描述问题。

认识到这些局限性后，人们开发了以患者为中心的信息采集方法作为全人照顾的一部分。一般来讲，涉及患者的每一步行动都是以患者为中心的，每件事情都是基于患者的利益而做的。

以患者为中心的信息采集方式鼓励患者表达对他们而言认为最重要的事情。除了疾病的症状以外，以患者为中心的方法还承认患者表达出个人担心的问题及情绪、情感的重要性。有了这些个人信息,医生就可以在生物—心理—社会方面对患者做出全面的评估。这样一来,医生不仅可以避免只孤立地关注症状,还可以允许患者引导和指引对话的某些部分。这意味着,我们得到的是患者的想法和顾虑,而非医生的想法和顾虑。

在生物医学模式下接受培训的医生认为他们的作用只是根据患者的症状诊断并治疗他们的疾病。他们没有认识到,在患者决定就医的背后通常有着更为复杂的原因,常常是症状背后的个人背景而非症状本身驱动了就医行为。当医生试图了解患者症状的个人和情感背景时,疗效和患者满意度就会显著提升。

与只通过以医生为中心的信息采集了解患者症状的医生相比,鼓励患者讲述患者的主观感受的医生经常会更快地做出正确的诊断。患者描述症状的方式与陈述的事实同样重要。当患者得以叙述其患病的主观感受,而不是仅仅回答以医生为中心的多个问题时,他们的情绪会得到宣泄,简单地把故事讲出来会让人感觉更好。我们大多数人都经历过,在向好的聆听者倾诉困难后,产生的那种负担就会被消除,没有孤独的感受。

许多医生有强烈的"治愈需求",他们想要解决问题。当患者提到某些无法被解决的问题(如无法履行工作职责,担心丢掉工作)时,医生可能会感到焦虑。以患者为中心的医生理解:患者并不期望他们解决所有的问题,只是想要倾诉自己的困难,医生只要做出回应就足够了。

因为患者通常有疼痛的感受,有恐惧、担忧和沮丧等严重情绪,他们可能对医生固有的关怀不太敏感。多年的学习、每天的辛勤工作可能不会被认为是对患者的同情和关怀。以患者为中心的医生知道,共情沟通可以减轻患者的恐惧,使患者感受到医生的同理心。

同理心也称为共情或换位思考,就是医生设身处地站在患者或家属的角度去思考面对疾病和痛苦时的感受。当医生与患者及其家属沟通交流时,能够换位思考后,医生面对的就不是单纯的疾病,而是活生生的人。医生与患者及其家属能够在较短的时间内建立充分的信任,更有利于医生对患者信息的采集。

在信息采集开始时,以患者为中心的技巧用于收集患者独特的症状和个人信息,此外,该技巧还贯穿信息采集的始终以建立和维持医患关系。以患者为中心的技巧专注于患者已提到的内容,鼓励由患者引导面谈。使用以患者为中心的技巧,所有新信息都是由患者提供的。以医生为中心的信息采集技巧用于面谈的中间部分来补充患者病史的细节,收集所需的常规信息和数据。如果过早或过多地使用以医生为中心的技巧,与患者的交流就会被医生的想法所影响。有时,这被称为过早的假设诊断,会对问题产生不准确或有偏见的认识,从而影响处理结果。

开放式提问用于鼓励患者自由表达其想法。开放式提问有两种:非聚焦的开放式提问(沉默、非言语性鼓励和中性话语)和聚焦的开放式提问(重复、开放式问题和总结)。非聚焦的开放式提问贯穿信息采集始终,以鼓励患者自由表达,在面谈开始时非常重要。在患者讲话时,他们会讨论许多话题,这些话题可能无法组成一个连贯的故事。但只要患者讲的故事是连贯的、不重复的,非聚焦的开放式提问就是有效的。聚焦的开放式提问对于帮助大多数患者在开场白后继续叙述很有必要。聚焦的开放式提问用于邀请患者深入讨论已被提及的话题。当患者的陈述变得混乱或过多时,聚焦的开放式提问还可以帮助患者平衡面谈的内容,使之简洁、流畅。

封闭式提问的答案通常为是、否或简短的回应,主要用于确定或否定医生头脑中出现的特定问题。这属于采集患者疾病的证据部分,即医生需要主导全局以获取患者特定细节信息的过程十分理想。封闭式提问增强了信息的准确性。当医生使用封闭式提问阻止患者表达源自其头脑中的信息、强迫其回应医生的想法和关心时,封闭式提问反而适得其反。使用过度或不当的话,封闭式提问也会对医患关系产生不利影响,大大降低患者信息采集的质量和数量。在患者就诊过程中长期接受这种方式的询问,患者通常会感觉是在接受审讯而非面谈,这会降低他们对医生和就诊的满意度。

开放式提问和封闭式提问是互补的。在以患者为中心的信息采集开始阶段,开放式提问占主导地位且被重复使用,主要用于挖掘症状信息、获取患者所表达的个人及情感方面的信息。信息采集的开始阶段也会较少地使用一些封闭式提问澄清患者的叙述。在以医生为中心的信息采集中间阶段,开放式提问数量较少,主要用于引出其他信息采集的话题或内容。封闭式提问占主导地位的时候,主要用于确定细节。

以患者为中心的核心技巧之一就是与患者产生共鸣并进入患者由想法、担忧和期望组成的情感世界的能力。作为医生,我们必须通过信息采集来获取患者的想法或情感。处理情绪和情感会建立最坚固的医患关系,促成最有效的沟通,这是医生实现以患者为中心的利益的核心所在。

医生在信息采集时通常会忽视患者的情绪和情感,而是专注于疾病的诊断。研究表明,患者寻求且鼓励有关其想法和情感的问题,他们通过情绪表现所提供的线索往往是微妙的、稍纵即逝的。因此,在整个信息采集过程中,尤其是在信息采集的开始阶段,快速建立医患关系时,医生对这样的线索保持警惕十分重要。

因为患者的情绪和情感十分重要,所以尽管它们未被明显表现出来或只是被暗示出来时,医生也必须积极寻找。情感寻求技巧可以达到这个目的。一旦情绪和情感被明确表现出来,医生就可以采用共情的技巧。

信息采集中最重要的问题之一就是"您觉得怎么样?"之类的问题。问这种问题时应该采用开放式提问,不要插入假定的情绪。不要问患者"您是否感到愤怒?",而是通过询问患者觉得怎么样,让其自己确定特定的情绪。大多数患者都会对此做出回应。有些患者可能没有明白医生在寻求情感,可能会回答他们身体的感觉。医生可以做出澄清或直接询问"您现在都有什么情绪?"来避免这种情况。

患者并不总是会用情绪或情感来直接回应的情感寻求技巧,但是这并不一定意味着患者没有情感或不愿意分享情感。患者的情绪和情感太重要了,因此,医生要继续寻找患者的情绪和情感的线索。

以下四种间接询问的方法可以鼓励患者表达情绪或情感:一是询问疾病或其他情况对患者生活、亲人或朋友造成的影响,从中也能获取重要的信息,增加情感表达。二是询问患者认为是什么导致了问题的出现,不仅有助于医生理解患者的医学解释模型,还可以揭露其潜在的情绪或情感。三是分享医生或其他医生偶然遇到相似情况时会有的感觉,这可以帮助患者确定自己的情绪或情感。四是确定患者为什么在此时寻求医疗帮助,尤其是当问题已存在几天时,可以揭露患者就诊的潜在原因,为打开患者的情绪和情感世界开启一扇窗户。

当患者表达出某种情绪时,医生应该用语言回应。保持沉默或改变话题可能会让患者认为:医生不赞同他的情绪;医生认为他应该有不同的情绪;不应该与医生讨论情绪;医生不关心患者;患者表达的情绪令医生不舒服。共情技巧会让患者产生被理解、被关怀的感觉。对于建立积极的医患关系,以患者为中心来讲,这些强大的技巧十分重要。医生可以通过运用指出、理解、尊重和支持这四个步骤来熟练地与患者建立关系。

第一步是指出:当医生指出患者情绪或情感时,只需要重复患者所表达的情绪,如"这使您悲伤",或者重复医生观察到的情绪,如"您看起来泪眼蒙眬了"。这可以向患者传达出医生观察到了他们的情绪或情感的信号。

第二步是理解:理解就是承认患者的情绪反应是合理的。比如"您目前的心情我完全能够理解",这接受并认同了患者表达的情绪,同时认为其是合理的。理解某个特定问题并不需要对此有足够的经验。事实上,在适当情况下,医生承认自己没有可比性的经验也可以达到相同的效果。比如"我没有患过这样的病,但我感觉到您比较担心"。

第三步是尊重:很多医生已经通过肢体语言表达了尊重,但不知道还需要怎样做。医生可以在语言上感谢患者,如"感谢您如此坦诚地告诉我这些"明确承认患者面临的困难,如"您目前承受着比较大的压力"。或者称赞患者的努力,如"非常欣赏您能够这么长时间的坚持"。

第四步是支持:医生支持的言论可以向患者传达准备与其共同努力,并会尽其所能提供帮助的信号。"我会尽最大的努力来帮助您共同战胜疾病"。

医生对患者及其家属信息采集的过程其实就是一个医患沟通的过程。当患者向医生诉说其痛苦,陈述他的感受时,很多时候并不一定能唤起医生的共鸣。医患沟通是一门艺术,医患沟通知识和技能的学习贯穿每位医生的终身,并需要在学习中运用到医疗的服务实践中。医生的医患沟通水平直接和间接地关系着医疗质量、效率、效益和患者的满意度。

在我国医院的医生,从进入医学院校或医院开始,很少接受过系统的医患沟通方面的专业培训。而在美国做住院医生的过程中,住院医生不仅能从带教老师那里学习对待患者的态度,还经常参加这方面的讲座。医生不仅要有同理心,还要对患者及其家属有足够的耐心。

美国医院医生提高医患沟通的10个技巧

1.要专注于患者,不在和患者交流时填表或接打电话。

2.先认真地听患者讲,再重复地询问,这样不至于遗漏重要的细节。

3.注意给患者提供足够的个人空间。

4.仔细观察患者,注意患者姿势的改变,以及由此反映出来的潜台词。

5.体态举止也很重要,尽量与患者坐在同一水平,并保持目光接触。

6.保持中立的态度,不对患者做道德方面的评判。

7.提问时多用开放式问题,例如"您现在感觉如何?"而不是直接问"您哪里痛?"。

8.给予患者关爱,让患者感觉你值得信任,告诉他们有问题可以随时再找你。

9.注意谈话时的措辞,尽量用正能量的词,而少用负能量的词。例如"您的检查结果一切都挺好的",而不用"您的检查结果没有什么不好的"。

现代医学用来诊断和治疗生物性疾病的水平有了极大的提高,医生可以为自己能够治疗曾经致命的疾病感染、预防心脏病、治疗儿童白血病、进行器官移植等而感到自豪。虽然取得了这样令人瞩目的技术成就,但医生通常不能与患者共情,不能在患者康复、与慢性疾病做斗争,以及面对死亡时与他们同在。

✤ 第2章　全面的体格检查

近十年，我在医院进行管理调研和项目辅导的时候，发现大部分医院的大多数医生(特别是年轻医生)更多是依赖于大量的辅助检查来诊断和鉴别疾病，忽视详细的信息采集和全面的体格检查。我在临床上还看到个别极端的案例，医生第一句话询问："请问您叫什么名字?"第二句话询问："请问您年龄多大?"第三句话询问："请问您哪里不舒服?"然后他就开具一系列的辅助检查申请单，还美其名曰如果不做这些辅助检查就没有办法确诊患者得了什么病，完全将活生生的病人当成了冷冰冰的机器。

我在医院做"全人整合医疗"培训和辅导的时候，经常会问科主任这样的问题："现在的外科医生查房还会带听诊器吗？目前的内科医生查房还会用叩诊锤吗？"我经常在医院的外科病房看到医生查房时，就简单地询问："今天您好点儿了吗？还有没有哪里不舒服?"在2—3分钟的查房过程中，医生没有任何与患者进行身体接触的意图和动作，基本上将体格检查省略了。我还曾经在一家医院看到过心内科医生查房，患者正好站在病房的中央，医生就直接将听诊器贴近胸部进行听诊。

裘法祖是我国著名医学家、现代普通外科的主要开拓者、肝胆外科和器官移植外科的主要创始人和奠基人之一、晚期血吸虫病外科治疗的开创者、中国科学院资深院士，被誉为"中国外科之父"。

裘法祖院士在门诊曾经接诊过一位老妇人，她肚子不适很久了。裘法祖询问了病史，再让她躺下，又仔细按、摸，检查她的腹部。检查后她紧紧握住裘法祖的手，久久不放地说："你真是一位好医生。我去了六七家医院，从来没有一个医生通过按、摸检查过我的肚子。你是第一个为我做检查的医生。"这几句话给裘法祖的印象极深。裘法祖想，像这样一项每一个医生都应该做的简单的体格检查，竟会给病人这样巨大的安慰。这说明我们很多医生没有去想：病人在想什么？

还有一次，一位儿科老医生患了十二指肠溃疡，来找裘法祖会诊。裘法祖看到X线片上十二指肠球部有一龛影，诊断已经很明确，就不再给他做腹部检查。这位老医生回去后说："我很失望，裘医生虽然说了治疗意见，但没有摸一下我的肚子。"这又使裘法祖想到，一个医生生了病会有这种想法，那么，一个普通病人有这种想法就更能理解了。

体格检查的原则

受过单纯生物医学模式教育的医生进行望诊、触诊、叩诊、听诊、嗅诊等体格检查都是在信息采集之后再进行的。但是，事实上对医生来讲"体格检查"的一部分已经存在于与患者见面之中了。在与患者见面的最初几秒内对患者的观察是非常重要的。

医生从见到患者的第一眼开始，就应该注意观察患者整体的健康状况，医生对患者观察时不要局限于疾病的症状和体征，患者的面部表情、穿着打扮、语音语调、行为举止可能都会对疾病的诊断和治疗提供线索和帮助。医生见到患者以后还需要去了解一下患者的性格特点，觉察患者的心理感受，这样更有利于医生与患者进行有效的沟通。医生不但要关注患者的整体情况，对于某些特殊的患者还应该关注患者的同行家属的情绪状态和情感支持，这样有利于患者病情的告知和治疗方案的协商。

一位30多岁的父亲带着一个2岁左右的孩子在病房里等待医生查房，管床医生汇报病史，患儿诊断为胼胝体发育不全，是一种比较罕见的疾病，目前到医院进行康复训练。

当患儿的父亲听到管床医生汇报病史时说到胼胝体发育不全，立即纠正了他的诊断，"我的孩子是胼胝体缺如，发育不全和缺如有一定的区别。"后来管床医生了解到这位患儿的父母在孩子诊断明确以后，查阅了很多资料，也咨询了国内知名的儿童康复专家，对患者的病情和预后情况有一个比较客观的期望和要求。

在与患者初次见面的几秒内还有其他非常宝贵的事情需要留意。比如患者床头柜上放着什么，有没有放着书呢？如果放着书，其书名是什么？这样，医生就可以很好地理解患者的兴趣爱好。部分患者的床头柜上还可能放着亲戚、朋友送来的水果、鲜花，这就告诉我们患者是有稳定的家庭和社会关系的。这样的观察就成为我们了解患者在过着什么样的生活的手段，可以说是理解患病之人所必需的。

现代西医学之父——希波克拉底曾经说过这样一句话:"知道什么人生病,比知道他得了什么病更重要。"由于长期受到单纯生物医学模式思维的影响,目前我国大部分的医生还是比较关注患者疾病的诊断和治疗,很少去真正地关注患者这个人。患者的生活习惯、脾气性格、心理状态、家庭成员、经济状况、工作职业、居住城市等因素都可能与患者疾病的发生和发展有一定的关系,同时也会影响疾病治疗方案的选择和治疗效果。

我在医院进行辅导时,经常会参加临床科室的晨间交班,很多科室的交班都是流于形式。首先是护士交班,病人总数多少? 新收病人多少人? 出院病人多少人? 手术病人多少人? 重危病人多少人? 然后,对每一个需要书面交班的患者情况进行交班。一般都会涉及患者的生命体征、疾病诊断、治疗方案、病情变化、特殊情况等内容。最后,值班医生会对护士的交班内容进行必要的补充。在参加众多临床科室的晨间交班中,几乎很少有医生、护士涉及患者心理情绪变化、家属的经济和情感支持情况、可能面临的法律问题、就业困难等内容。

我经常在医院管理辅导时强调这样一个观点,患者及其家属对疾病的治疗效果、对医务人员的服务态度、对医院的收费价格是否满意,不能简单地去看患者的满意度调查表,一个最直观的方法是观察患者及其家属与医务人员见面交流时脸上是否有发自内心的微笑。其实我通过这样一个方法来告诉大家的道理是,医务人员对患者及其家属面部表情的观察是非常重要的,肢体语言所表达的情感和含义很多时候比语言更加及时和准确。

张博士是呼吸内科主任,是医院引进的第一位医学博士,曾经在欧洲一家医院留学一年,在每次查房时不但重视患者的疾病诊断、治疗,同时还注重对患者的人文关怀。

张博士进入每一间病房时都是带着职业的微笑,与每一位患者及其家属进行目光的接触和点头示意,走到每一位患者的床边都会主动与患者握手和问好,然后询问道:"今天感觉怎么样?"病房里的患者和家属大多会被张博士的情绪和热情所感染,报以友好的微笑。当张博士发现某位患者或家属没有微笑回应时,都会特别关注患者的病情是否加重、治疗效果是否不好,或者医务人员的服务态度是否不好?

刚刚进入临床工作的年轻医生和年资偏低的医生,通过详细的信息采集后尽可能对患者进行全面的体格检查是非常有必要的,避免遗漏有助于疾病诊断的重要体征。对大部分疑难杂症和部分危急重症的患者,在不影响患者生命抢救和疾病治疗的前提下,全面的体格检查可以寻找到更多疾病诊断或鉴别诊断的线索和细节。在临床工作中,经常会碰到部分危急重症患者,例如急性脑血管意外、严重多发创伤、急性心肌梗死、失血性休克等,不允许医生有充分的时间进行全面的体格检查。医生可以通过简要的信息采集后进行重点的体格检查来对疾病进行初步的判断，等待患者的生命体征平稳和病情基本稳定后，再进行分次的、分部位的体格检查，一旦发现新的线索可以为疾病的诊断和治疗提供依据。

全面体格检查是要从头到脚地系统实施。目前越来越多先进的医疗设备被广泛地用于临床诊断检查，导致很多医生的体格检查技能的水平下降。医生仅仅做胸部、腹部等体格检查的情况并不少见，这显然是错误的。不充分、不准确的体格检查，无论多少次对诊断都是无益的，医生经常忽视的是细节。而全面的体格检查带给患者的是对医生的信任感，诊疗行为自身也有治疗的作用。

一家乡镇卫生院从一家厂矿医院聘请一位内科主任医师，在医院坐诊专家门诊。有一天，这位内科专家接诊一位"患儿"，"患儿"母亲代述双下肢皮肤不明原因出现局部青紫。内科专家通过简单的病史询问，将"患儿"的裤管掀起来看了一下，怀疑可能是血小板减少性紫癜，让"患儿"进行了血常规检查。"患儿"血常规报告提示所有的检查结果均正常，这位内科专家就建议"患儿"到上级医院进一步检查明确诊断。

"患儿"母亲听到医生的建议后，感觉自己的孩子可能患了比较严重的疾病，心情非常糟糕。"患儿"母亲准备回家给孩子洗个澡后，再到县城的医院去看病。母亲在给"患儿"洗澡的过程中，奇迹出现了，热水一冲，沐浴液一抹，"患儿"双下肢的瘀斑全消失了。后来"患儿"的母亲仔细检查后，发现"患儿"双下肢的瘀斑其实是孩子运动出汗导致新买的牛仔裤掉色染上去的印迹。

在门诊和急诊的日常医疗工作中，医生花在每一个患者就诊的时间上是有限的。来医院就诊的患者中大部分还是常见病和多发病，通过医生详细的信息采集后，基本上对患者患病的器官系统和病变类型都会有一个初步的判断。在此基础上进行体格检查就具有明确的目的性，可以用较少的时间对患者进行重点的、更有效的体格检查。

长期的临床实践证明，门诊和急诊的大部分常见病、多发病患者，重点的体格检查提供的诊断依据是完全可能的且有效的。进行有的放矢的重点体格检查，其顺序与全面体格检查基本一致，但应根据患者的体位、病情和需要对重点体格检查的部位和内容做适当的调整，尽可能减少患者的不适，又能较快地完成需要的、有针对性的检查。因为各种疾病的复杂性，重点体格检查绝不是"头痛查头、脚痛查脚"那么简单，应当根据信息采集所提供的线索来确定需要重点检查哪些部位，这需要医生具备丰富的临床经验和判断能力。

医生对患者进行体格检查时，还要注意对患者信息隐私和身体隐私的保护。在门诊患者等候的提示信息要避免出现患者的全名和疾病的诊断，要保证一位患者、一位家属、一名医生、一个诊断室,并且每一位患者在就诊时,与患者疾病诊断、治疗无关的人员不能够滞留(包括医务人员),在患者就诊的过程中,诊断室的门应该是关闭的。医生对患者进行体格检查,特别是隐私部位的检查要征得患者的同意,异性医务人员对患者进行隐私部位的检查时,应当有一名同性的医务人员陪同,避免患者的尴尬和引起麻烦。

患者进行体格检查时,是否需要患者家属在场?需要谁在场?必要时需要征求患者的意见,可能有的患者身体某个部位的隐私不愿意让家属知道。在对患者进行体格检查时,患者家属在场的好处在于便于沟通交流和询问情况。

患者在住院治疗时,进行体格检查也需要注意对身体隐私的保护。在居住两人以上的病房里进行体格检查时,首先要请其他人员回避,某些特殊情况也要请患者家属回避。其次是尽量用床边的隔帘进行遮挡,让患者有足够的安全感。最后是尽量减少患者身体暴露的部位和暴露的时间。

医生对患者进行体格检查时,容易忽视一个非常重要的问题就是如何避免交叉感染。在我国部分医院,医生的工作服换洗的频率不高,并且长工作服的衣袖容易导致污染。还有部分医院为了塑造医生的职业形象,要求男医生系领带,女医生系丝巾,几乎长年都是一条领带和一条丝巾。还有部分医院的医务人员穿着工作服进入行政办公区、会议室、餐厅、超市等清洁区域。我国只有少部分医院要求医生上班换工作裤和工作鞋,这也是减少院内交叉感染的措施之一。

手卫生是控制院内交叉感染的重要措施,但是医院的大部分医生对手卫生的依从性不高,不能够很好地掌握手卫生的五个时刻和手卫生的步骤。在接触患者前、无菌操作前进行手卫生是为了防止患者交叉感染,在接触患者身体、患者体液、患者环境后进行手卫生是为了防止医生交叉感染。医院还应该在医生工作区和病房配备相应的洗手或手消毒的设施和设备,还应该定期对医生进行手卫生的培训、辅导、监督和考核。

体格检查的方法

体格检查是指医生凭借自己的感官和借助简单的检查工具,如体温计、血压计、叩诊锤、听诊器等,客观地了解和评估人体健康状况的一系列最基本的检查方法。许多疾病通过信息采集提供线索再结合体格检查就可以做出临床诊断,然后进行必要的辅助检查来进一步确诊或鉴别诊断。

体格检查的方法有五种:视诊、触诊、叩诊、听诊和嗅诊。要想熟练地进行全面、有序、重点、规范和正确的体格检查,既需要扎实的医学知识,更需要反复的临床实践和丰富的临床经验。体格检查既是诊断疾病的必要步骤,也是积累临床经验的过程,还是与患者交流、沟通、建立良好医患沟通的过程。

医生对患者进行体格检查时，应该进行必要的语言沟通，要告诉患者体格检查的部位、目的及意义，需要患者配合，检查的结果也应该告知患者。医生对患者进行体格检查前，为了避免患者的紧张和恐惧，可以先进行握手、拍肩等礼节性的身体接触。

王医生为每位患者进行体格检查前都会有一个标志性的动作，与患者友好地握手比试一下手劲，每次都会以自己失败告终。"你的手劲比我的手劲大！"患者大多会不经意地微笑，一下就消除了陌生和紧张的情绪。

然后王医生告诉患者，现在大概需要花多长时间进行体格检查，先检查哪里，后检查哪里。他一边检查还一边询问患者的感受。体格检查正常时，他会很愉快地告诉患者一切正常。如果发现有异常时，他会幽默地告诉患者，这里有一个小的发现，我们需要进一步做辅助检查明确一下。

大部分患者在进行体格检查时，没有紧张和害怕的情绪，好像是与王医生一次简短而愉快的谈心，感受到了王医生的认真和仔细。

当年我在医院实习时，一些老专家的查房细节让我记忆犹新。见到患者时，他们总是面带微笑（患者病情危重或痛苦时例外），说话的声音比较亲切，查房前先是进行寒暄，冬天查房时双手握住听诊器胸件（主要是避免与患者身体接触时有冰冷的感觉），进行体格检查前还要摩擦手掌生热。这些老专家在与患者沟通交流和进行体格检查时，将专业技术和人文关怀有机地结合，让患者能够充分感受到医生对他的尊重和重视，这样能够很快地建立良好的医患信任关系，更有利于疾病的诊断和治疗。

医生对患者进行体格检查时，应当考虑室内的温度，避免患者受凉，还要考虑光线是否充足，有利于医生进行观察。同时，患者体格检查的体位要保障患者的舒适度，最好是让患者躺在检查床或病床上。床的高度要适中，既要方便患者上下，又要方便医生检查。医生对患者进行体格检查时，应注意先检查健侧，后检查患侧，避免先检查患侧导致患者疼痛或不适而影响健侧检查结果，并且应当将两侧的检查结果进行比较，发现患者的异常情况。

❖ 第3章 必要的辅助检查

医生通过详细的信息采集和全面的体格检查后,部分疾病基本能够得到确诊,还有部分疾病需要进行必要的辅助检查进行诊断(例如疾病的具体部位、分期与分型等)和鉴别诊断。在疾病诊断的过程中,"什么时候需要进行辅助检查? 需要进行哪些辅助检查?",很大程度的决定权在医生手上,一些特殊的检查项目和费用较高的项目需要与患者及其家属进行必要的沟通。

辅助检查的目的

辅助检查主要包括医学检验、病理检查、放射影像、超声影像、功能医学(心电图、脑电图、肌电图等)、内镜检查等项目。辅助检查为疾病的诊断和治疗的计划制订、病情分析、疗效观察、预后判断等提供科学依据。

目前医院开展的辅助检查项目繁多,每种都有其不同的临床意义,在疾病的诊断和监测过程中作用不尽相同,可以是疾病的早期预警或疾病诊断的金标准,也可以是手术或药物的疗效评估。因此,选择针对患者不同阶段的疾病最佳辅助检查项目是临床诊疗的基础。

辅助检查项目对疾病的评价都兼具有效性和局限性,通常用灵敏性和特异性来评价辅助检查项目对疾病的诊疗价值。由于不存在灵敏性和特异性都是100%的辅助检查项目,因此,选择辅助检查项目时应考虑假阳性和假阴性的存在。一般而言,人群筛查时,应考虑灵敏性较高的辅助检查项目以防止假阴性。同样在临床诊断时为排除某些疾病,亦可选择灵敏度较高的辅助检查项目,当结果呈阴性(或正常)时可以缩小诊断范围。为了确诊,则应选用特异性较高的辅助检查项目,或者阳性似然比及验后概率比较高的检查项目。

一家媒体为"考察"医德医风,导演了"茶水验尿"事件,在社会上引起很大的轰动。记者以茶水冒充尿液,到10家医院化验,竟然有6家医院查出阳性。茶水居然也"发炎",这样的"黑色幽默"让白衣天使的形象再一次蒙上阴影。

全国92家三甲医院医学检验科以实验证明:茶水当成尿验,九成化验单呈假阳性。看来,问题并非出自医院,而是出自少数媒体的"大胆创意"。医学专家指出,尿液分析仪器和试剂是针对尿液设计的,不具备辨别茶水等其他液体的功能。而茶水中含有大量的未知干扰物质,如果"以茶代尿",很容易出现假阳性反应。

医学检验的最终目的是衡量受检标本的结果是否异常,因此,各种检验项目都应该有判断标准,即所谓的参考值或参考范围。参考值或参考范围均是由应用统计学计算出来的。参考值是指对抽样的个体进行某个项目检查所得的值;所有抽样组测得的平均值加减两个标准差即参考范围。某些项目检查时,各医疗机构因为使用的方法和仪器设备不同,可能会有不尽一致的参考值,故各医学检验科对某些检验项目应建立自己的参考值,供临床参考。

危急值是指某些辅助检查项目出现异常超过一定界限值的结果。它可能危及患者的生命,医生必须进行紧急处理。危急值的制定各医疗机构不尽相同,需要临床科室与辅助检查科室根据病种差异来商讨制定,不同科室的危急值没有统一标准。出现危急值必须立即报告临床科室并做详尽记录。

如果临床医生能及时得到辅助检查的危急值报告,迅速给予患者有效的干预措施或治疗,即可能挽救患者的生命,否则就有可能失去最佳的抢救机会,出现严重的后果。由于检验标本的分析前阶段影响因素多样,一旦出现危急值与患者病情不符,需要立即采样重新检查。

在临床工作中,医生为患者开具辅助检查项目除了明确诊断和鉴别诊断以外,还会有其他的干扰因素。医生和医院为了规避责任,要求住院治疗患者和手术治疗患者进行一些常规性的检查,例如血常规、尿常规、大便常规、肝肾功能、血电解质、心电图、胸部X线片等,甚至还要进行一些感染性疾病的筛查。随着医学科技的不断发展,医院的辅助检查设备越来越多,并且所谓的先进医疗设备也越来越多,同时辅助检查项目的费用也越来越高。辅助检查收入已经成为医院业务收入的重要来源之一。

一般情况下,取鱼刺在耳鼻喉科是一个比较简单的门诊手术。前几年媒体曾经曝光一家医院取鱼刺花费上千元的新闻。医院的医务部为了防范和规避一些不必要的医疗风险和责任,要求医院所有的门诊手术和住院手术都必须要进行一系列常规的术前辅助检查。结果导致一个原本取鱼刺手术费上百元的项目费用增加到上千元,不但增加了患者的痛苦,同时还增加了患者医疗费用的支出。

卫生行政主管部门为了减少患者就诊时辅助检查的费用,曾多次下发文件要求二级以上的医院推行辅助检查结果互认,但是收效甚微。医院可能为了保证医疗质量或保障医院收入等原因拒绝或者变相拒绝执行这项政策。其实第三方辅助检查机构(医学检验、病理检查、医学影像等)的出现可能会推动这项政策的实施,另外门诊患者的包干收费和住院患者的单病种收费也会对这项政策的推行有一定的促进作用。

作为深圳公立医院改革的样本医院——香港大学深圳医院(以下简称"港大深圳医院")在2012年7月1日开业之初即引入香港及发达国家通用的"先全科后专科"诊疗模式。也就是说,如果患者有病痛但不知道自己要挂什么专科,就先挂全科,若有需要再由全科转诊至相应的专科,这样可以避免过度医疗。

此前,港大深圳医院全科门诊打包收费试行标准是130元/人次,经报深圳市政府相关部门审批同意,2014年9月1日起将其标准调整至200元/人次。

130元/人次的价格可以享受到怎样的服务呢?打包项目包括挂号、诊金、常规检验和检查项目、七天内基本药物、非严重伤口的清理与包扎等。

港大深圳医院试行全科门诊打包收费两年来,全科门诊共接诊病人约10万人次,80%的患者问题在全科得到解决而无须转诊。全科医生与每位病人沟通时间约为20分钟,保证了医患沟通和服务质量,其诊疗理念和服务模式也逐渐得到患者的认可。

辅助检查的质量控制

正确的辅助检查报告离不开对辅助检查过程中质量体系的保证和对患者标本检查各环节影响因素的分析。完善的分析过程对提供真实可靠、快速稳定的实验数据和影像资料是至关重要的。

医学检验的实验室前质量管理已经成为国内外共同关注的热点。从美国疾控中心和临床病理学院的统计材料可以看出,检验结果出错的原因60%以上来自实验室前,主要问题出在标本的采集和处理上,以及生理因素与生活状态、标本的采集与处理、项目的选择与医嘱等。其主要包括人种、民族、性别、年龄、月经周期和妊娠、精神状态、采血时间等生理因素,以及运动、体位、进食、吸烟、饮酒和咖啡等生活因素的影响;还包括居住条件、居住地区和海拔高度等环境因素的影响。另外,药物的体内作用对检验结果也有影响。

实验室因素对医学检验结果也会造成影响。比如标本的质量与处理、仪器与试剂、人员的知识与技能、操作技术与方法、质控物与标准品、安全性与成本等。实验室后因素,如检查记录、结果书写、计算机录入、实验室与临床沟通等也会对医学检验结果造成影响。

采用各种科学的措施保证辅助检查结果的准确性,为临床提供可靠的信息。管理措施主要包括室内质量控制、室间质量控制和实验室质量体系等。

室内质量控制是在实验室内部对所有影响质量的每一个环节进行系统控制。其目的是控制本实验室常规工作的准确度,保证常规工作前后的一致性。其内容包括分析程序的标准化、仪器的校准和维护、统计质量控制等。

室间质量控制是多家实验室分析同一标本,由外部独立机构收集、分析和反馈实验室检查结果,评定实验室常规工作的质量,观察实验的准确性,建立起各实验室分析结果之间的可比性。各实验室必须参加地区性、全国性或世界性的室间质量控制活动,以便及时了解本实验室检查结果的准确性。

实验室质量体系是为了实现以病人为中心,为临床提供准确可靠检验结果的目标,临床实验室建立质量管理体系,确立质量方针,提出质量目标,建立健全的管理体系,对影响检验质量和实现实验室目标的主导因素包括技术、原理和人员等加以有效控制,以预防、减少、消除质量差错,用较低的质量成本向临床及患者提供满意的检验报告。目前可申请的临床实验室国家认可体系有ISO17025、ISO15189、CAP(Collego of American Pathologists,美国病理学家协会的简称)等。此外,还有一些地方政府的强制认证等都推动了实验室质量体系的发展。

✿ 第4章　循证的准确诊断

诊断疾病是医生最重要也是最基本的临床实践活动之一，诊断疾病的过程也是医生认识疾病及其客观规律的过程。只有正确地诊断，才可能有正确和恰当的治疗。能否正确及时地诊断疾病，反映了医生的水平、能力和素质。

临床医学已开始迅速从经验医学向循证医学转变，这种转变将成为临床医学发展的趋势和主流。临床医生必须尽快转变临床思维方法，建立起在循证医学基础之上的现代临床思维模式。循证医学的核心思想是将临床证据、医生经验与患者意愿三者相结合来制定医疗决策，包括诊断方法和治疗方案。

医生可通过寻找和收集最佳临床证据，根据患者的具体情况，得到更敏感和更可靠的诊断方法，制定更有效和更安全的治疗方案。将最佳临床证据、临床经验和患者意愿这三大要素紧密结合在一起，使医患相互理解，相互信任，从而达到最佳诊断和治疗效果。

疾病诊断与患者评估

疾病诊断是在生物医学模式的理念下进行的，主要包括对疾病的病因、病理、分型与分期、并发症、伴发疾病等的诊断，是医生制定治疗方案的依据，它必须是全面概括且重点突出的综合诊断。国际疾病分类（ICD），是世界卫生组织（WHO）制定的国际统一的疾病分类方法，它根据疾病的病因、病理、临床表现和解剖位置等特性，将疾病分门别类，使其成为一个有序的组合，并用编码的方法来表示的系统。全世界通用的是第11次修订本《疾病和有关健康问题的国际统计分类》，仍保留了ICD的简称，并被统称为ICD-11。ICD-11分类虽然有利于统计学分析和医保费用的支付，但是缺乏对事情情节和患者及其家属背景的描述。试比较下列说法的区别:"糖尿病,无并发症。"和"老年2型糖尿病患者饮食不良,靠退休金勉强度日,与家庭隔绝。"

患者评估是基于全人整合医疗模式,对患者功能、残疾和健康状况的评价,相对疾病诊断而言,范围更为广泛。患者评估是一个持续、动态的过程,可在住院或门诊的多个部门、科室中进行,主要包括医疗评估、护理评估、康复评估、心理评估、营养评估、社会评估等。不考虑疾病的社会心理因素可导致医生领会不全甚至误诊。繁忙的急诊室医生处理儿童骨折时没有讨论损伤的原因和家庭环境,导致一些虐待儿童的事件被忽视。

患者评估由下列三个主要流程组成:一是收集有关生理、心理、社会状况和健康史方面的信息和数据;二是分析收集的信息和数据,包括医学检验和医学影像检查结果,以确定患者的医疗需求;三是制订医疗护理康复计划,满足已经确定的患者需求。在医疗、护理、康复的整个过程中,必须对患者的需求进行再评估。再评估是了解患者对医疗、护理和康复反应的关键,通过再评估可以判断治疗方案是否适宜及有效。

患者的初次评估(门诊或住院患者)对其明确医疗护理需求和开始医疗服务流程至关重要。初次评估应通过信息采集、体格检查和辅助检查来评价患者的健康状况。通过心理评估判断患者的情绪状态。一个患者的社会、文化、精神、家庭和经济状况对患者的疾病诊断及治疗反应具有重要影响。在评估过程中,患者家属对于帮助医院了解以上方面的情况以及患者对治疗的愿望和偏好非常重要。经济状况的评估可作为社会评估的一部分,当住院患者或家人承担住院期间及出院后治疗的全部或部分费用时,可单独评估。

一位肝癌晚期的患者,家属在患者明确诊断后担心患者得知病情后产生思想负担,告知医生对患者的病情进行隐瞒。因为家庭经济情况不允许,家属共同商议后放弃手术、化疗和放疗,转到一家康复医院进行康复治疗。

在住院治疗期间,患者经常向医生询问自己的病情没有明显好转,腹部的疼痛时好时坏的原因,怀疑自己的病是否诊断清楚。每当患者询问自己的疾病时,管床医生都是含糊其辞地解释一通。

患者总是给医生抱怨,腹部的疼痛已经严重影响自己的睡眠和进食,为了减轻疼痛,自己白天都不敢下床活动,整天躺在床上忍受着病痛的折磨,不知道什么时候疼痛才能缓解。

《国际功能、残疾和健康分类》(International Classification of Funtioning, Disability and Health,简称ICF)是由世界卫生组织在2001年5月22日第54届世界卫生大会上正式命名并在国际上使用的分类标准。该分类系统提供了能统一反映所有与人体健康有关的功能和失能的状态分类,作为一个重要的健康指标,它被广泛应用于卫生保健、预防、人口调查、保险、社会安全、劳动、教育、经济、社会政策、一般法律的制定等方面。

医生在了解患者疾病的同时,应从患者的社会背景和心理变化出发,对患者所患疾病进行全面分析和诊断,制定有效的综合治疗方案,提高对患者心理和社会因素的观察和分析能力,最终提高治疗效果。ICF的建立与使用很好地诠释了"预防—保健—治疗—康复"四位一体的现代医学模式,有利于康复医学与医学的其他方面(预防、保健、临床治疗)以及与自然科学和社会科学获得共同语言、取得共识,是对现代医学模式的继承和发展,是建构当代康复医学医、教、研体系的重要工具。

采用病因学分类的国际疾病分类第十一版(ICD-11)与提供国际功能、残疾和健康分类的ICF正在联合使用。ICD-11提供关于疾病、外伤或其他健康情况的"诊断"信息,而ICF提供了"功能"信息,补充和丰富了ICD-11的内容。两者联合使用可以提供更广泛、更有意义的表达方式,描述人群健康状态,并指导做出相关决策。

我国医院的大部分医生在对门诊和住院患者进行评估时,更多关注的是患者的疾病诊断,对患者的心理和社会评估很少关注,甚至不知道如何评估。医院的癌症患者、疼痛患者、抑郁患者等时有自杀的倾向。自杀死亡者或自杀未遂者对其家人和朋友产生很大的影响,家人和朋友也产生了很多悲伤和痛苦的情绪。由于给自杀者亲友带来的不良情绪可以持续很多年,所以对家庭的影响也可能持续数代。自杀的社会经济损失是巨大的,可以用数以几十亿的美元来计算,包括失去生命带来的经济损失,治疗自杀未遂者的医疗费用,照顾自杀死亡及自杀未遂者的亲友的费用。

我国目前尚无确切的数字来说明自杀所造成的直接经济损失及社会和心理影响。但评估自杀和自杀未遂所造成的损失的一个间接指标是根据自杀和自杀未遂所造成的伤残调整生命年(DALYs)的多少来评估其卫生负担。根据世界卫生组织的资料,中国1998年自杀及自伤造成883.7万DALYs损失,占全部疾病负担的4.2%。根据这一指标进行排序,自杀成为我国第4位重要的卫生问题。

自杀和自杀未遂造成如此高的卫生负担,这是因为自杀与其他疾病不同(如癌症和心血管疾病),大多数自杀死亡者和自杀未遂者年富力强。但是,DALYs这个指标仅仅评估了个体死亡或自伤所造成的直接卫生负担(如果不考虑对受害者的家庭成员和朋友或大的社会所造成的大的影响的话)。与疾病或其他意外死亡不同的是,自杀给受害者的亲友造成严重的、持久的负面心理影响。

2017年8月31日,第一次生孩子的陕西省榆林市绥德县女子马某,被临产痛苦折磨约10个小时后,从榆林某医院分娩中心的待产室走至备用手术室,从5楼跳下,结束了自己即将27周岁的生命。她一同带走的,还有腹中胎儿。产妇跳楼事件一经曝出,各界震惊,产妇求剖宫产被拒后跳楼身亡,院方称家属拒绝剖宫产,家属称医生让顺产,到底是谁逼死她?

事发后,榆林市委、市政府和省卫计委主要领导高度重视,成立了"榆林市绥德8.31产妇坠楼事件调查处置领导小组",在9月2日和5日两次调查的基础上,于9月7日又连夜展开进一步调查。市专家组经过认真调查讨论,初步认为:1.该产妇入院诊断明确、产前告知手续完善、诊疗措施合理、抢救过程符合诊疗规范要求。2.此次产妇跳楼事件,暴露出了医院相关工作人员防范突发事件的意识不强,监护不到位等问题。

循证诊断的原则

在疾病诊断过程中,根据医学科学与医学伦理学原理,必须掌握以下几项临床诊断的基本原则:

一是考虑常见病、多发病的诊断。在选择第一诊断时首先选择常见病、多发病。疾病的发病率可受多种因素的影响,疾病谱随着不同年代、不同地区而变化。在几种诊断可能性同时存在的情况下,要考虑常见病、多发病的诊断,这种选择原则符合概率分布的基本原理,有其数学、逻辑学依据,在临床上可以大大减少诊断失误的机会。

二是考虑器质性疾病的存在。在器质性疾病与功能性疾病鉴别有困难时,首先考虑器质性疾病的诊断,以免延误治疗,甚至给患者带来不可弥补的损失。如表现为腹痛的结肠癌患者,早期诊断可手术根治,如当作功能性疾病治疗则可错失良机。有时器质性疾病可能存在一些功能性疾病的症状,甚至与功能性疾病并存,此时亦应重点考虑器质性疾病的诊断。诊断功能性疾病之前必须确保排除器质性疾病。

三是考虑可治性疾病的诊断。当诊断有两种可能时,一种是可治且疗效好,而另一种是目前尚无有效治疗方法且预后甚差,基于医学伦理学的原则,此时,在诊断上应考虑前者并开始治疗。如一咯血患者,胸片显示右上肺阴影诊断不清时,可能应当考虑肺结核的诊断,有利于及时处理。当然,对不可治的或预后不良的疾病亦不能忽视。这样可最大限度地减少诊断过程中的周折,减轻患者的负担和痛苦。

一般情况下,50岁以下的患者尽可能以一种疾病去解释多种临床表现,尽可能选择单一诊断。以一种疾病去解释多种临床表现,而不用多个诊断分别解释各个不同的症状。若患者的临床表现确实不能用一种疾病解释时,可再考虑其他疾病的可能性。50岁以上的患者可以考虑多种疾病的存在。

在某些特定的区域和季节,医生应考虑当地发生和流行的感染性疾病与地方病。因为某些感染性疾病有一定的区域性和季节性,且可能出现多名患者同时发病的情形。地方病亦称环境病。地方病的产生主要是由自然原因和社会原因引起的。在某一环境中,一旦物质与能量不足或过量,或有某种环境因素对人体生命过程的影响超过了人类的适应和调节能力,就产生了这一环境中特有的高发病率的地方病。

循证诊断的步骤

详细的信息采集和全面的体格检查与必要的辅助检查结果综合在一起,共同成为初步诊断推理的基础。如果一开始收集的信息和数据不准确,初步诊断的推理就会是错误的。而获得正确信息和数据的前提是娴熟的问诊和全面的体格检查。

详细的信息采集方法主要是问诊,也包括查阅患者的各种健康信息资料。病史的主体是症状,症状的特点及其发生发展与演变情况,对于诊断起到重要作用。但症状不是疾病,医生应该在病史采集中结合医学知识和临床经验,来认识和探索患者的疾病本质。病史采集要全面系统,资料要真实可靠,病史要反映出疾病的动态变化及个性特征。

在病史采集的基础上,对患者进行全面、规范和正确的体格检查,所发现的阳性体征和阴性体征表现,都可以成为诊断疾病的重要依据。在体格检查过程中应边查边问,边查边想,思考症状、体征与诊断的关系,核实、补充和完善证据,使临床资料更真实、完整,更具有诊断价值。

在获得病史和体格检查资料的基础上,考虑需要进行哪些辅助检查来明确诊断或排除诊断。合理选择一些必要的辅助检查,无疑会使疾病诊断更准确、可靠。在选择需要哪些辅助检查时应考虑:辅助检查的意义,辅助检查的时机,辅助检查的敏感性、准确性和特异性,辅助检查的安全性,辅助检查的成本与效果分析等。

对病史采集、体格检查和辅助检查所获得的各种临床资料进行综合分析和评价,是非常重要但又常被忽视的一个环节。

疾病表现是复杂多样的,患者因受疾病、性格特点、文化素养、学历层次、心理状态和社会因素等方面的影响,所叙述的病史可能是琐碎、凌乱、不确切、主次不分、顺序颠倒的,甚至有虚假、隐瞒或遗漏等现象出现。因此要对临床资料进行综合分析和评价。列出患者的所有症状,识别异常的体征,归纳整理为单一或多重问题。确定主要临床问题,包括症状、体格检查发现、辅助检查结果的异常等。

简明、准确地概括患者的临床表现是鉴别诊断至关重要的切入点。要从临床资料中提取疾病的关键信息,例如膝关节疼痛的关键信息:双侧(单侧)关节、间断(连续)发作、突然(逐步)开始、剧烈(轻微)疼痛。这些关键信息常常是配对的或相反的描述,起限制性诊断作用,与诊断推理密切相关。

进行必要的辅助检查,通常是基于病史采集和体格检查的分析,为了验证某种或几种诊断假设而开具。由于辅助检查的时机和技术因素等影响,一两次阳性或阴性结果有可能不足以证实或排除疾病的存在。因此,在利用辅助检查结果时必须考虑:假阳性和假阴性的问题,准确性、误差大小,稳定性、有无影响检查结果的因素,真实性、结果与临床资料是否相符;如何解释等。所以临床医生应结合病史信息和体格检查结果综合考虑,而不应简单采用辅助检查结果诊断疾病。

通过对临床资料的综合分析和评价,医生应对疾病的主要临床表现及其特点、疾病的演变情况、治疗效果等有清晰明确的认识,为进行鉴别诊断,提出初步诊断打下基础。

在对各种临床资料进行综合分析、评价以后,结合医生掌握的医学知识和临床经验,将可能性比较大的疾病排列出来,作为诊断假设。医生应尝试用诊断假设解释患者的临床表现,并排优先次序,选择可能性最大的、最能解释所有临床发现的疾病形成初步诊断。如果暂时没有明确的初步诊断,保留几种疾病予以进一步观察。注意可能危及生命的诊断与可治疗疾病的诊断。

初步诊断带有主观臆断的成分,这是由于在认识疾病的过程中,医生发现了某些自己认为特异的征象。由于受到病情发展的不充分、病情变化的复杂性和医生认识水平的局限性等因素影响,这些征象在诊断疾病中的作用常常受到限制,这是导致临床思维方法片面的重要原因。因此,初步诊断只能为疾病进行必要的治疗提供依据,为验证和修正诊断奠定基础。

美国行医离不开行医指南和最新文献的指导。而谈到指南和文献综述时就离不开讨论证据,此时医学统计学就显得非常重要。

证据是人类的一种思维,必须经过人脑的合理推理而得出。如果有足够的数据能让所有看到数据的人通过自己的推理,确定这是一个合理的证据时,则某一假设或新的临床诊断和治疗手段就可以得到大家的一致认可。

美国的医学生在大学和医学院都学习了统计学,在做住院医生规培的几年中也要阅读大量的医学文献,需要遵照循证医学的方法和原则,参考临床路径去对患者做出诊断和治疗,而这一文献或路径产生的基础都是因为有各种研究数据存在,并且结论是经过统计学方法证明其有效性的。

临床诊断是医生对疾病的一种认识,属于主观范畴。认识常常不是一次就能完成的,它的正确与否还需要通过临床实践的不断检验。初步诊断是否正确,也需要在临床实践中验证。由于疾病的复杂性和人的认识能力的限制,一个正确的诊断往往需要经过从感性认识到理性认识,再从理性认识到医疗实践的多次反复才能确定。这就要求临床医生根据病情的变化不断地验证或修改疾病原有的诊断,在继续发展的疾病面前多次证实、补充、修改,如此循环反复,直到得出正确的诊断。

因此,提出初步诊断之后给予必要的治疗、客观细致的病情观察、某些辅助检查项目的复查以及选择一些必要的特殊检查等,都将为验证诊断或修正诊断提供可靠依据。临床上常常需要严密观察病情,随时发现问题,提出问题,查阅文献解决问题,或是开展讨论等,这在一些疑难病例的诊断和修正诊断过程中发挥着重要作用。

✤ 第5章　最佳的治疗方案

当医生对患者进行初次评估,对疾病诊断、心理及社会问题有了一定的判断后,接下来最重要的就是如何制定最佳的治疗方案,促进患者疾病的治愈和功能的恢复。最佳的治疗方案应该是基于患者的问题清单和满足患者需求而言,首先考虑的是患者利益的最大化,而不是医院和医生的利益最大化。

最佳的治疗方案应该通过学科协作,利用对患者初次评估的信息和数据以及医生、护士和其他医务人员通过定期再评估得出的信息和数据,来确定医疗、护理、康复和其他医疗服务并进行优先级排序,以满足患者需求。制定患者的治疗方案应当让患者及其家属一起参与。

治疗方案的原则

首先,应该是同等质量原则。每一位患者到医院门诊、急诊、住院就诊时,在每一个科室,每一位医务人员在每一个时段都应该提供相同质量的医疗服务。医院管理者应该保证患者在每周的七天时间,每天的二十四小时都能够得到相同质量的医疗服务。

在我国城市的教学医院和省市级医院,因为医务人员的整体学历和专业技术水平比较高,基本上能够保证患者接受同等质量的医疗服务。在部分区县级医院和大部分乡镇卫生院,由于医务人员的整体学历和专业技术水平偏低,可能无法保证患者接受同等质量的医疗服务。

我国医学教育体系是全世界为数不多学历层次参差不齐的国家,包括初中毕业学习三年的中专、高中毕业学习三年的专科、学习五年的本科,以及硕士研究生和博士研究生等。近十多年来,我国大学的扩招政策也导致医学生整体水平下降。我国没有进行住院医师规范化培训以前,很多医学生在本院轮转一年左右就进入临床专科,专业知识和临床技能普遍存在一定的局限性。目前在全国推行的"5+3"住院医师规范化培养体系,虽然从出发点来看是非常不错的,但无法从机制和经费上来保证住院医师培养的同质化。

从2003年开始,北京协和医院八年制临床医学专业与清华大学合作招生和培养。前两年半为医学预科阶段,在清华大学学习普通自然科学、社会科学和人文科学课程;后五年半为医学本科阶段,在协和医学院本部学习基础医学和临床医学课程,完成临床实习、科研训练和毕业论文。

北京协和医学院此次推出的改革与美国等医学院学生培养模式类似。据了解,目前美国推行的医学院学生培养模式也是4+4,读完4年非医本科再读四年医学。和国内医学院最明显的不同之一是,美国医学院是学士后教育,不限本科专业,工作背景。

为了保证患者获得同等质量的医疗服务,除了对医学生进行高学历、规范化的培养以外,还需要医院临床科室根据国家行政主管部门和行业协会发布的临床路径和临床指南制定出本学科相关疾病的诊疗规范。科室所制定的诊疗规范应当对医务人员进行培训和监督,还要定期对诊疗规范进行修改和调整,从而保证每一位患者得到同等质量的医疗服务。

其次,应该是患者及其家属参与原则。随着社会的发展,患者及其家属的权利意识已经觉醒,积极参与患者最佳的治疗方案的愿望也越来越强烈。在网络通信快速发展的今天,患者及其家属了解与疾病相关信息的渠道和内容明显增加,对患者所患疾病的认知也明显增加。另外,患者目前所患的慢性非传染性疾病与不良的生活方式有着很大的关系,在药物和手术治疗的同时,需要患者进行生活方式的改变,患者的自我管理和主动参与就变得非常重要。

最后,应该是合理治疗原则。合理用药、合理输液、合理手术、合理用血、合理住院、合理复苏等方面都值得医务人员深思。由于医生是专业人员,在患者及其家属共同参与制定的治疗方案中起到了决定性的作用。治疗方案的制定是否合理,患者及其家属无法去判断,就连医务人员也不能完全确定其合理性。

"能口服不肌注,能肌注不输液"是全球共识。尤其在抗生素和中药注射剂滥用风险较高的情况下,我国目前推行取消门诊输液不失为规范合理用药的路径之一。当然,取消门诊输液不等于不输液,大部分取消门诊输液的医院都保留了儿科输液,由于儿童疾病变化较快,而且现阶段适合儿科分级诊疗的基础并不具备,儿童医疗资源稀缺,所以儿科的门诊输液保留。另外,医院也给确实需要输液的门诊病人预留了转急诊输液的通道。就现阶段患者的就诊习惯,适应这种不输液或者还要多道程序换个地方输液的方式需要较长的一段时间。

2010年,世界卫生组织在医学权威期刊《柳叶刀》发布正式报告,显示在2007年10月至2008年5月,中国的剖宫产率46.2%在抽样的9个亚洲国家中排名第一,是世界卫生组织推荐上限的3倍以上,且11.7%没有明确的手术指征。在20世纪50至70年代,我国的剖宫产率仅在5%左右,此后不断攀升,20世纪80年代以后快速上升至30%—40%,到20世纪90年代,上升更为明显,几乎达到了40%—60%。21世纪,中国的剖宫产变得更加普通,其效用被无限放大,目前国内大部分城市医院剖宫产率在40%—60%以上,少数已超过80%,某些医院已上升至90%以上。

剖宫产率"畸高"已引起我国政府部门、卫生行政管理部门、医学团体和社会的共同关注,不断升高的剖宫产率并没有带来医学和社会经济的好处,反而增加卫生资源的消耗以及母亲的患病率和死亡率,对今后的生育功能和后续妊娠都产生了负面影响。

治疗方案的种类

任何患者的治疗方案的制定都应建立在对患者评估的基础上,为患者提供的医疗服务可以是预防医疗服务、治愈医疗服务、姑息医疗服务和康复医疗服务。同时也包括麻醉治疗、手术治疗、药物治疗、语言治疗、其他治疗等,单靠某一种治疗方法很难取得满意的治疗效果。

预防医疗服务是指促进健康和预防疾病的干预措施。包括发现危害健康的危险因素,比如吸烟、酗酒、暴饮暴食、缺乏运动等;健康体检发现患有某种疾病,比如乳腺癌、高血压、糖尿病等;儿童进行有计划的免疫接种,比如卡介苗、乙肝疫苗、脊髓灰质炎疫苗等。

朱莉在美国《纽约时报》刊登文章《我的医疗选择》,介绍她携带一种名为BRCA1的缺陷基因,患乳腺癌和卵巢癌的风险大增。医生估计,朱莉患乳腺癌和卵巢癌的概率分别是87%和50%。

"知道这一事实后,我决定采取预防性措施,把癌患风险降至最小,"朱莉说,"我选择先接受乳房手术,因为我患乳腺癌的风险比卵巢癌要高,手术也更复杂。"那场手术主要排除乳头后乳腺导管的病灶。术后,朱莉患乳腺癌的概率降至5%。

治愈医疗服务是指为治疗疾病并促进痊愈的医疗措施。痊愈就是疾病好转,恢复健康。很多患者生病以后,都希望在医院用最短的时间、最低的成本将疾病治愈。其实很多慢性疾病,比如高血压、冠心病、糖尿病、癌症等是无法完全治愈的,可能会伴随患者终身。

医院和医生也为了迎合患者的这种心理,想尽一切办法,穷尽一切手段希望能够消灭疾病,让患者完全恢复健康状态。当人类发明抗生素可以杀灭细菌以后,对待疾病基本上都是采取的战争模式,最后导致了"超级细菌"的出现。现代医学在癌症的治疗上基本上采取的也是战争模式,将癌症当成人类的敌人,要想尽一切办法去消灭它。比如手术治疗去"切光"、化学治疗去"毒光"、放射治疗去"烧光"等。

1970年,美国总统尼克松在就职演说中雄心勃勃地宣布了两项计划:载人登月和攻克癌症,希望在短短的几年里解决这两个问题。但几十年过去了,载人登月的计划早已实现,攻克癌症却仍然在艰苦的努力之中。由此可见,攻克癌症"比登天还难"。癌症,到目前为止,仍然是威胁人类生命健康的主要疾病之一。

中国台湾的星云大师曾经说过:"贫僧从小说来应该是一个健康宝宝,但眼耳鼻舌身心六根,也好像经常大病、小病不断。算起来,一生的岁月里一直都在与病为友。""与病为友"其实是人类对待疾病的一种友善的态度,因为人类面对生、老、病、死的自然规律是无法抗拒的。

姑息医疗服务是指为了减轻患者的疼痛和痛苦,而不是治愈疾病的治疗和支持性服务。姑息医疗可包括减轻或缩小肿瘤压迫生命器官并提高生命质量的手术或放射治疗。姑息医疗包括关注患者的心理和精神需求,以及对临终患者及其家属的支持。

目前我国医疗保健体系中缺乏对晚期病人的专门照护,现代医疗保健将注意力放在疾病治疗上,并采用各种先进的生命救治手段来延长晚期病人的生命,而这些手段和措施对于晚期病人来讲,往往是不适当并具有消极作用的,常常会增加晚期病人的痛苦。

临终关怀是20世纪60年代发展起来的一种新兴的医疗保健服务项目,指由医生、护士、心理学家、社会工作者、宗教人员和志愿者等多学科、多方面人员组成的团队对晚期患者及其家属提供全面照护,其宗旨是使晚期患者的生命质量得到提高,能够无痛苦、舒适、安详和有尊严地走完人生的最后旅程,为人生画上完美的句号,同时,使晚期患者家属的身心健康得到保护和加强。

在临终关怀团队中,医生是非常重要的角色。在临终关怀服务实践过程中,医生负责定期组织临终关怀团队的其他成员讨论并制订临终关怀计划,向晚期患者及其家属提供临终关怀计划中医疗方面的信息,根据晚期患者及其家属的身体及精神状况、生理及心理需求制订科学合理的临终关怀医疗计划。

临终关怀的基本服务对象是晚期患者,不论是老年人、中年人、青年人,或是少年儿童、婴幼儿;也不论晚期患者患何种疾病,凡是在现有的医疗技术条件下,所患疾病已经没有被治愈的希望,而且不断恶化、濒临死亡,并被认定预期生命不超过6个月者,即视为晚期患者。临终关怀服务不仅重视晚期患者,而且同时重视晚期患者家属,晚期患者家属同样具有重要的医疗保健价值。因为晚期患者家属面对亲人处于濒死状态或经历着丧失亲人的悲痛,他们不可避免地经历着"丧失"的痛苦和各种"应激反应",身心受到威胁。

　　以姑息医疗服务为临终症状处理的基本原则,提高晚期患者的舒适感为基本任务,尽量避免因实施诊断或治疗而增加晚期患者的痛苦。重视晚期患者的主诉,用"整体论"的方法分析和处理晚期患者的各种症状。晚期患者的病情会随着时间的推移而不断恶化,症状处理的措施和方法须根据病情变化及时调整。尽可能保持临终患者意识处于清醒状态。

　　现代临终关怀运动的创始人西塞莉·桑德斯博士曾指出:"时间不仅具有长度,而且具有深度。"现代临终关怀的观念认为,生命不仅具有数量,而且还具有质量,生命的质量比生命的数量更为重要。尊重晚期患者的生命和生活,把提高晚期患者的生存质量作为症状控制的基本宗旨。

　　尊重晚期患者的自主能力,尊重晚期患者及家属的权利,坚持"知情同意"的原则,各种医疗护理措施,均须晚期患者及家属参与。当晚期患者与其家属对医疗和护理的意见不一致时,应坚持晚期患者权利第一的原则。在临床实践中,我国医院很多时候还是采用"家属同意"的方式,事实上等于剥夺了晚期患者自主参与决策的权利。有的家属还强烈要求医务人员对患者的病情采取隐瞒或欺骗的方法,这是不符合生命伦理学的原则,对于晚期患者来讲是不公平的。

　　生前预嘱是指人们事先,也就是在健康或意识清楚时签署的,说明在不可治愈的伤病末期或临终时要或不要哪种医疗护理的指示文件。"一个走到生命尽头的人,不能安详离去,反而要忍受心脏按压、气管插管、电击除颤以及心内注射等惊心动魄的急救措施。即使急救成功,往往也不能真正摆脱死亡,而很可能只是依赖生命保障系统维持毫无质量的植物状态……"签署"生前预嘱",以掌握自己的生命归途。这个既陌生、厚重又前沿的理念,源于全世界热议已久的话题。生前预嘱在许多国家和地区正在帮助人们摆脱这种困境。2011年6月,中国首个民间生前预嘱文本出现,推广尊严死亡。

生前预嘱:我的五个愿望

第一个愿望:我要或不要什么医疗服务

　　我知道我的生命宝贵,所以希望在任何时候都能保持尊严。当我不能为自己的医疗问题做决定时,我希望以下这些愿望得到尊重和实行。

□1. 我不要疼痛。希望医生按照世界卫生组织的有关指引给我足够的药物解除或减轻我的疼痛。即使这会影响我的神智让我处在朦胧或睡眠状态。

□2. 我不要任何形式的痛苦,如呕吐、痉挛、抽搐、谵妄、恐惧或者有幻觉等,希望医生和护士尽力帮助我保持舒适。

□3. 我不要任何增加痛苦的治疗和检查(如放疗、化疗、手术探查等),即使医生和护士认为这可能对明确诊断和改善症状有好处。

□4. 我希望在被治疗和护理时个人的隐私得到充分保护。

□5. 我希望所有时间里身体保持洁净无异味。

□6. 我希望定期给我剪指甲、理发、剃须和刷牙。

□7. 我希望我的床保持干爽洁净,如果它被污染了请尽可能快速更换。

□8. 我希望给我的食物和水总是干净和温暖的。

□9. 我希望在有人需要和法律允许的情况下捐赠我有用的器官和组织。

□10. 我希望国家尽快出台遗体、器官或组织捐赠法案,以国家的名义以资鼓励遗体、器官或组织捐献者家人,并促成更多的年老或危重病人在有尊严的死亡之后捐献出自己身体有用的器官或组织甚至是将遗体用于医疗、医学事业。

□11. 我希望我所捐献的遗体或器官组织能够真正用于有需要的弱势的平民或贫困患者或医疗、医学事业,而不是权贵们。

□12. 我希望医务工作者们在使用这些捐赠的器官或组织救治他人的时候不要收取他人及家属的任何费用。

第二个愿望:我希望使用或不使用生命支持治疗

我知道生命支持治疗,有时是维持我存活的唯一手段。但当我的存活毫无质量,生命支持治疗只能延长我的死亡过程时,我要谨慎考虑是否使用它。

注意! 当我要求不使用生命支持治疗时它只包括:

□1. 放弃心肺复苏术

□2. 放弃使用呼吸机

□3. 放弃使用喂食管

□4. 放弃输血

□5. 放弃血液透析

第三个愿望:我希望别人怎么对待我

我理解我的家人、医生、朋友和其他相关人士,可能由于某些原因不能完全实现我写在这里的愿望,但我希望他们至少知道,这些有关精神和情感的愿望,对我来说也很重要。

☐1.我希望当我在疾病或年老的情况下,对我周围的人表示恶意、伤害或做出任何不雅行为的时候被他们原谅。

☐2.我希望尽可能有人陪伴,尽管我可能看不见、听不见,也不能感受到任何接触。

☐3.我希望有我喜欢的图画或照片挂在病房靠近我床的地方。

☐4.我希望尽可能多地接受志愿者服务。

☐5.我希望任何时候不被志愿者打扰。

☐6.我希望尽可能在家里去世。

☐7.我希望临终时有我喜欢的音乐陪伴。

☐8.我希望临终时有人和我在一起。

☐9.我希望临终时有我指定的宗教仪式。

☐10.我希望在任何时候不要为我举行任何宗教仪式。

第四个愿望:我想让我的家人和朋友知道什么

请家人和朋友平静对待我的死亡,这是每个人都必须经历的生命过程和自然规律。你们这样做可使我最后的日子变得有意义。

☐1.我希望我的家人和朋友知道我对他们的爱至死不渝。

☐2.我希望我的家人和朋友在我死后能尽快恢复正常生活。

☐3.我希望丧事从简。

☐4.我希望不开追悼会。

☐5.我希望我的追悼会只通知家人和好友(可在下面写出他们的名字)。

_____

_____

第五个愿望:我希望谁帮助我

我理解我在这份文件中表达的愿望暂时没有现行法律保护它们能够必然实现,但我还是希望更多的人在理解和尊重的前提下帮我实现。我以我生命的名义感谢所有帮助我的人。

我还要在下面选出至少一位在我不能为自己做决定的时候帮助我的人。之所以这样做,是我要在他/她或他们的见证下,签署这份"我的五个愿望",以证明我的郑重和真诚。

(建议选择至少一位非常了解和关心您,能做出决定的成年亲属作为能帮助您的人。关系良好的配偶或直系亲属通常是合适人选。因为他们最合适站在您的立场上表达意见并能获得医务人员的认可和配合。

如果能同时选出两个这样的人当然更好。他们应该离您不太远，这样当您需要他们的时候他们能在场。无论您选择谁作为能帮助您的人，请确认您和他们充分表达了您的愿望，而他或她尊重并同意履行这些愿望。）

　　这是在由我选定的，能帮助我的人的见证下，签署这份文件。
　　我申明，在这份表格中表达的愿望，在以下两种情况同时发生时，才能被由我选定的能帮助我的人引用。
　　1.我的主治医生判断我无法再做医疗决定。
　　2.另一位医学专家也认为这是事实。
　　如果本文件中某些愿望确实无法实现，我希望其他愿望仍然能被不受影响地执行。
　　被我选定的能帮助我的人是：
　　姓名：＿＿＿＿＿＿＿＿＿　　与我的关系：＿＿＿＿＿＿＿＿＿
　　联系地址：＿＿＿＿＿＿＿＿＿　　电话：＿＿＿＿＿＿＿＿＿
　　签署人姓名（签名）：＿＿＿＿＿＿　　签署日期：＿＿＿＿＿＿＿＿＿
　　被选中人声明：
　　本人（签名）：＿＿＿＿＿＿＿　　日期：＿＿＿＿＿＿＿＿＿
　　兹声明：该签署本文件之人（以下称签署人）与本人讨论过这份表格中的所有内容，并于本人在场时，签署并同意这份"我的五个愿望"生前预嘱。签署人神志清楚，未受到胁迫、欺骗或其他不当影响。

　　医生在医学院接受的教育，甚至更早期受到的社会人文伦理的影响，让他们理所当然地接受"救死扶伤"，而不是"见死不救"的思想。现代医学的发展也的确可以用药物与机器维持人的生命体征，让人"活着"。可这真是有意义的人生吗？
　　"不复苏"是指患者在心跳呼吸停止，没有自主呼吸的情况下，不愿意接受心肺复苏治疗的愿望，即患者选择在心跳或呼吸停止的情况下接受死亡的后果。
　　有研究显示，对高龄患者、患有多种疾病患者、养老院住院患者和恶性肿瘤晚期患者，不复苏可以避免过度抢救治疗所导致的痛苦。而且对于这部分患者，复苏的成功率本来就很低（恶性肿瘤患者大约1%，老年患者大约5%，所有住院的患者大约15%），并且即使复苏成功，患者的出院率也很低。
　　近年来，对特定的病种和患者群，医院对其采取不复苏的方案越来越普及。而随着姑息治疗和临终关怀的进一步快速发展，患者及其家属持有不复苏的意愿和对不复苏的生前预嘱的接受程度也在不断增加。

对绝大部分收住入院的患者,尤其是年长或有严重的慢性疾病、恶性肿瘤的患者,医生都应该和患者及其家属讨论生前预嘱,即是否复苏。该讨论结果不但会被记录在患者的病历里,而且也会体现在医嘱中。

医务人员在治疗晚期患者疾病的某一个时间节点时,与患者及其家属一起召开家庭会议讨论疾病发展的过程,并且制定临终关怀目标通常很必要。对于帮助患者及其家属制定一致同意的临终关怀目标的医生或护士,学习家庭会议过程的每一个操作步骤都是一项很重要的临床技能。

家庭会议具体操作步骤和实施细则:

1.会议目标:医务人员与患者及其家属达成患者治疗的一致目标。

2.开会地点:最好选择一个舒适、安静,没有干扰,并且大家能够围坐成圆圈的房间。

3.参加人员:患者及其家属、生前预嘱全权委托人、医生、护士、康复治疗师、心理咨询师、个案管理师、社会工作者等。

4.会议内容:首先是进行参会人员的相互介绍;其次是了解患者和家属对病情的知晓情况和具体的需要、要求;再次是介绍患者目前的疾病情况和可以选择的治疗方案;最后是分别询问患者和家属的治疗方案选择意见,并尽量与患者和家属达成共识。

康复医疗服务是指用医学的、社会的、教育的和职业的方法训练或重复训练患者或受伤致残患者。其目标是使患者能够达到最佳的功能状态。患者来到医院不但要治疗疾病,还要恢复功能,最终的目标是回归家庭和融入社会。临床医学更多关注的是疾病的诊断和治疗,康复医学则关注功能的恢复。

治疗方案的选择

当患者循证诊断准确后,接下来一项重要的工作就是如何选择治疗方案。目前疾病的治疗方法主要包括药物治疗、手术治疗、康复训练、其他疗法等。

希波克拉底曾经说过:"医生把自己不了解的药物,开给他们不了解的患者,用于治疗他们不了解的疾病。"现在医院的部分医生,特别是年轻医生,很多时候给患者制定治疗方案是对症用药、叠加用药,对药物的适应证、禁忌证、使用方法、注意事项、配伍禁忌、拮抗作用和协同作用没有深入研究,不同的治疗方案之间的优点和缺点没有进行很好的分析,很少与患者及其家属仔细探讨适合患者疾病治疗和经济状况的个性化治疗方案。

传统中医不但要懂医,而且还要懂药,从中药在哪些地方种植、中药什么时候采摘、中药如何进行炮制都需要了如指掌。一个优秀的医生只要充分地了解药物的特性以后,才能很好地将药物运用于患者疾病的治疗。

医生在使用药物为患者治疗疾病时,应当首先问自己几个问题:1.患者是什么疾病? 2.是否有用该药的指征? 3.应该用多大的剂量? 4.每天应该用几次? 5.疗程需要用多长? 6.可能的副作用有哪些? 7.该药与目前服药的其他药物或食用的食物会发生相互作用吗?

药物治疗的原则:充分了解药物;先诊断,后治疗;优先使用通用名称药物和价格便宜的药物;用药个体化(基础疾病如肝肾功能障碍、儿童、孕产妇、老年人、低体重);用药越简单越好;给患者讲解用药的常识。

随着现代医学的快速发展,疾病的种类在不断增加,同时,药品的种类、规格、剂型也在不断地增加。要想让临床医生能够非常熟悉地了解所有药物的使用方法是一件非常困难的事件,临床药师这一职业的出现能够破解这一难题。临床药师是依托临床药学的一种职业,是医药结合、探讨药物临床应用规律、实施合理用药的一种职业,起源于美国,在中国算是一种新兴职业。

临床药师以其丰富的现代药学知识与医生一起为患者提供和设计最安全、最合理的用药方案,临床药师是在帮助医生合理用药上起关键作用的人,他能协助医生在正确的时机为患者提供正确的药物和正确的剂量,避免药物间不良的相互作用,解决影响药物治疗的相关因素等方面遇到的问题,在临床合理用药中发挥了重要作用。

这对难于很好掌握和运用现代药物的综合知识进行合理用药的医生来说,临床药师的出现,无疑给他们充分运用药物,保证药物治疗的合理、安全、有效提供了有力的保障,理所当然地受到了临床医生的欢迎,在美国一些大的医疗中心,普遍设有临床药学服务机构,一名或几名医生必须配一名临床药师共同工作,医疗机构若无临床药师的加入就不允许开业。

麻醉和手术是疾病治疗比较常见的方案,而麻醉和手术具有一定的风险性,并且手术本身就具有一定的创伤,所以在疾病治疗时需要谨慎选择麻醉与手术。

鉴于手术具有高风险,因此必须认真仔细地制订要进行的手术计划。患者评估是选择合适的手术术式和确定监测期间发现严重问题的基础。评估提供的必需信息有助于:选择合适的手术术式和最佳手术时机;安全地进行手术操作;解释患者监测中发现的问题。手术术式的选择取决于患者病史、生理状况、辅助检查数据以及手术术式对患者的风险和益处。手术术式的选择也要考虑患者的入院评估、诊断性检查和其他可用资源的信息。急诊手术患者的评估流程需简化流程尽快完成。

患者及其家属或其他决策者能得到足够的信息来参与麻醉和手术治疗的决策,并签署知情同意书。这些信息包括:拟行手术的风险;拟行手术的益处;潜在的并发症;手术或非手术治疗的选择(替代方案)。此外,当可能需要输血或血液制品时,应讨论有关风险及其他可选择的方案。

患者的术后医疗服务取决于手术操作中发生的事件和术中所见。最重要的事情是,将所有对患者病情至关重要的操作及其相应的结果记录于患者的病历中。此类信息可采用纸质或电子模板形式呈现,例如书面的手术过程记录等。为有助于连贯的术后支持性医疗服务,有关手术的信息应于"术后即刻",即患者转出手术间或麻醉复苏室之前记录于病历之中。

希波克拉底曾经说过:"治疗疾病有三种方法:药物、手术、语言。"药物和手术是医生经常用于治疗患者疾病的方法,但是语言治疗疾病的作用容易被忽视或省略。医生的语言不仅可以治疗疾病,还可能导致疾病。医生在与患者及其家属接触的过程中,每一个眼神、动作,每一句话语,病历、处方上的每一个字都可能对患者的情绪有一定的影响。医生应该充分认识到自己的语言(包括口头语言、书面语言、肢体语言)对患者疾病治疗的作用,并且应该进行专门的训练,有利于与患者及其家属的沟通交流。

替代疗法,也叫替代医学,是由西方国家划定的常规西医治疗以外的补充疗法。按照西方的习惯,替代医学包括了冥想疗法、催眠疗法、顺势疗法、按摩疗法、香味疗法、维生素疗法等,传统的草药和针灸也归在其中。显然,这是在常规之外的一种选择,并非可以替代常规,所以应将其称为"补充疗法"更准确。

在西方发达国家中,"替代医学"一向不被重视,被归为"另类"。但近年来,这些治疗方法却越来越受到群众的欢迎。据美国有关人士调查,美国有60%以上的成年人试用过"替代医学"。但据另一项调查,美国用过"替代医学"的只占美国成人的16%。无论如何,现实驱使美国卫生部高度重视这一问题。

动物陪伴疗法正在被越来越多的人接受,在狗狗等小动物的陪伴下接受其他治疗。长期住院的患者容易情绪低落,接触小动物心情就会变好,患者会变得健谈,喜欢交流,愿意运动,这都有利于康复。和伴侣动物相处一段时间可以产生良好的感觉,同时也增强了人的自信心和积极向上的态度。科学证据表明,与伴侣动物相处,比如养狗,可以改善人的身体和精神状况。

英国和澳大利亚的研究表明,如果患者可以把注意力集中在动物身上,他们就暂时可以忘记自身的病痛。简单地说,和动物亲近可以让人感觉良好。物理治疗、作业治疗和语言治疗的实践不断发现,动物不仅可以激励患者练习并加强其语言能力和协调能力,同时还能够提高他们的灵活性和社交能力。伴侣动物在人类社会活动中扮演了重要角色,和伴侣动物接触可以减少很多老人的孤独感和被离弃的感觉,同时也有助于打破社交障碍。

第2部分
整体护理模式

❦ 绪论

护士在现代化医院里是不可缺少的重要成员,但是大家比较困惑的是护士在医院里主要从事哪些工作?护士与医生工作的主要区别在哪些方面?在绝大多数人的眼里,护士主要从事的工作就是打针、输液等治疗性操作,护理工作的开展是根据医生的医嘱进行的,是从属于医疗的一个职业。

国际护士会认为护理学是帮助健康的人或患病的人保持或恢复健康,预防疾病或平静地死亡。美国护士学会将护理学定义为判断和处理人类对已经存在或潜在存在的健康问题反应的科学。

我国学者周培源1981年对护理学的定义为"护理学是一门独立的学科,与医疗有密切的关系,相辅相成,相得益彰"。我国著名的护理专家林菊英认为,"护理学是一门新兴的独立学科,护理理论逐渐形成体系,有其独立的学说及理论,有明确的为人民服务的思想"。

19世纪中叶,南丁格尔首创了科学的护理专业,使护理学逐步走上了科学的发展轨迹及正规的教育渠道。国际上称这个时期为南丁格尔时期,这是护理学发展的一个重要转折点,也是现代护理学的开始。

1853—1856年,英、法等国家与俄国爆发了克里米亚战争,英军的医疗设备及条件非常落后,当时在战场上浴血奋战的英国士兵由于得不到合理的救护而大批死亡,伤员的死亡率高达42%。这种状况被新闻媒体披露后,引起英国朝野的极大震动及舆论的哗然。此时,南丁格尔带领38名护士,顶住前线人员的抵制及非难,克服重重困难,凭着对护理事业执着的追求及抱负,自愿到前线护理伤病员。

南丁格尔在前线医院充分展示了自己各方面的才能,她利用自己的声望和威信,用自己募捐的3万英镑为医院添置药物和医疗设备,改善战地医院的环境及条件,并改变了医院的组织结构。同时,她设法改善伤病员的伙食,千方百计地创造让士兵恢复的最好环境。她并夜以继日地工作,解除士兵的身心痛苦,被士兵称为"提灯女神"。在她率领护士的努力下,伤病员的病死率由42%下降到2.2%。她们的行为及工作效果,不仅震动了全英国,而且改变了人们对护理的看法。经过克里米亚战争的护理实践,南丁格尔更加坚信护理是一门科学,她终身未婚,将自己的一生都奉献给护理事业的发展。

我国近代护理的发展是从鸦片战争以后开始的。1840年以后,西方医学与护理学借助数量可观的传教士、医生及护士以前所未有的势头传入我国。当时的医院环境、护士服装、护理操作规程及护士学校的教科书等都带有浓厚的西方色彩。

1950年,我国医院开始实行科主任负责制,曾一度取消护理部,使护理质量下降,1960年又恢复护理部对医院护理工作的管理。但是十年动乱期间,又再次取消了护理部,取消了医护分工,提倡"医—护一条龙"等错误做法,使护理质量下降,护理管理水平下降。自1950年以来,我国临床护理工作一直受到生物医学模式的影响,实行的是以疾病为中心的护理服务。护理人员主要在医院从事护理工作,医护分工明确,护士为医生的助手,处于从属地位,临床护理规范是以疾病的诊断和治疗为中心制定的。

世界卫生组织2000年在《护理工作范畴的报告》中指出,护士的工作主要包括四个方面:

一是照顾患者。为患者提供帮助,使患者尽快恢复自理和自立。护理具有照顾的本质,在照顾患者时,护士应当协助患者执行他自己无法独立完成的活动。许多照顾患者的护理活动是患者的日常生活活动。在关心患者身体基本需求的同时,护士还应当协助患者和家属克服压力和焦虑。即:根据患者的日常生活自理能力提供帮助;促进患者尽快恢复;对患者及家属进行心理支持。

二是协助治疗。根据医嘱并协助医生执行患者的诊疗计划。对患者的病情和治疗反应进行观察,并与医生及时沟通。即:协助诊疗;观察病情和治疗效果;与医生沟通。

三是健康指导。指导患者采取健康的生活方式以预防疾病和并发症。即:饮食指导;康复指导。

四是沟通协调。与医生、康复治疗师等专业人员联络沟通,讨论有关患者医疗、护理、康复等问题。对于患者而言,护理是24小时持续性的服务,护士是联络与患者有关的一切医疗活动的协调者。

2010年，国家卫生部开展"优质护理服务活动"，希望进一步规范临床护理工作，切实加强基础护理，改善护理服务，提高护理质量，保障医疗安全，努力为人民群众提供安全、优质、满意的护理服务。

很多医院为了推行优质护理服务这项活动，集中人力、财力和物力在医院选择几个病区作为示范病房。大部分的病区并没有完全理解优质护理服务的本质和内涵，更多只是加强了基础护理工作，帮助患者剪指甲、洗头、洗脚和洗澡等。其实优质护理服务的真正内涵应该是整体护理模式的实施。

我国目前大部分医院采取的功能制护理模式，主要体现在以疾病治疗为中心的护理模式。功能制护理的特点是按照医嘱要求进行操作治疗，侧重于治疗处置，例如：静脉输液、安置导尿管等。功能制护理的优点在于：将护理工作模块化，有利于护士尽快掌握护理操作技能；能够相对固定排班，例如办公班、治疗班、护理班等，便于人员工作安排。功能制护理的缺点在于：护士与患者之间缺乏相当稳定的护患关系；护士不能够全面了解患者的病情变化、心理状态、治疗计划、康复方案等。

责任制护理，也称整体护理，主要体现在以病人照顾为中心的护理模式。责任制护理的特点是运用护理程序对患者实施全人照顾，关注患者的疾病治疗效果和全面功能的恢复。责任制护理的优点在于：护士分床管理病人，与患者及家属能够建立信任关系；患者的绝大部分护理工作都由同一个护士完成，对患者的整体情况比较了解。责任制护理的缺点在于：护理人力资源配备相对较多，人力成本支出较大；对护理人员的专业技术能力要求较高，护理人员的培养周期较长。

❖ 第6章　及时的病情观察

　　病情观察是指对患者的病史和现状进行全面系统的评估,对病情做出综合判断的过程。及时、准确的病情观察可以为诊断、治疗、护理、康复以及并发症的预防提供必要的临床依据。病情观察是护理工作的一项重要内容,属于患者评估的范畴。观察是对事物、现象进行仔细查看的过程,是一项系统工程,对患者的病情观察,应是从症状到体征,从生理到心理、精神、社会的全面细致的观察,并且应该贯穿于患者疾病过程的始终。

　　病情观察就是护士在从事护理工作中运用视觉、听觉、嗅觉、触觉等感觉器官及借助简单的工具来获取患者信息的过程。对患者的病情观察除了以上的常用方法外,护士还可以通过与医生、家属、亲友的交流、床边和书面交接班、阅读病历、检查报告、会诊记录及其他相关资料,获取有关病情的信息,达到对患者疾病全面、细致观察的目的。

　　护士对患者的病情观察是一种有意识的、审慎的、连续化的过程,因此应进行相关的专业性的培训,以保证病情观察及时、全面、系统、准确,为患者的诊疗、护理、康复提供科学依据,促进患者尽快康复。

　　护理临床工作对患者病情观察的主要意义包括以下几个方面:可以为疾病的诊断、治疗、护理和康复提供科学依据;可以有助于判断疾病的发展趋势和转归,在患者的诊疗和护理过程中做到心中有数;可以及时了解治疗效果和用药反应;可以有助于及时发现危重症患者病情变化的征象等,以便采取有效措施及时处理,防止病情恶化,挽救患者的生命。

一般情况的观察

　　患者的一般情况主要包括精神状态、饮食状态、排泄情况、睡眠情况、心理状态和社会状态等。传统的病情观察主要侧重于患者的疾病,更多的是观察疾病的症状和患者的体征,在全人整合医疗的理念下,护士对患者的病情观察应当是从身体、心理和社会等多方面来进行综合判断。

精神状态是患者健康状况的综合表现,疾病及情绪变化可引起患者面容与表情的变化。一般情况下,健康的人表情自然、大方,神态安逸,可以面带微笑,眼神接触柔和,语音、语调适中等。患病以后,通常可表现出痛苦、忧虑、疲惫或烦躁等面容与表情。某些疾病发展到一定程度时,可出现特征性的面容与表情。例如:二尖瓣面容、贫血面容、满月面容、脱水面容等。

临床常见的体位有:自主体位、被动体位、强迫体位。患者的体位与疾病有着密切的联系,不同疾病可使患者采取不同的体位,有时对某些疾病的诊断具有一定的意义。例如:昏迷或极度衰竭的患者,由于不能自行调整或变换肢体的位置,呈被动卧位;胆石症、肠绞痛的患者,在腹痛发作时,常辗转反侧,坐卧不安,患者常常采用强迫体位。

健康成人躯干端正,肢体活动灵活自如。患病时可能出现特殊的姿势,如腹痛时患者常捧腹而行,腰部扭伤时身体的活动度受限,患者保持特定的姿势。步态是指一个人走动时所表现的姿势,年龄、是否受过训练等因素会影响一个人的步态。常见的异常步态有:蹒跚步态(鸭步)、醉酒步态、共济失调步态、慌张步态、剪刀步态、间歇性跛行、保护性跛行等。

护士在病情观察时应注意患者食欲有无改变,若有改变,注意查找、分析原因。注意评估患者有无咀嚼不便、口腔疾病等可影响其进食的因素。还应该了解患者进食时间的长短,如果进食时间过短会使咀嚼不充分,从而影响营养素的消化与吸收。患者进食种类也需要评估,食物种类繁多,不同食物中营养素的含量不同。应注意评估患者摄入食物的种类、数量及相互比例是否适宜,是否易被人体消化吸收。

王先生,男性,64岁,患肝癌晚期入院。家人因为经济条件的原因没有选择手术、化疗和放疗等积极治疗措施,选择离家比较近的一家康复医院采取姑息治疗,主要进行症状控制和疼痛管理。

王先生文化水平比较低,家人担心他知道病情后无法承受这个打击,要求医务人员对其病情进行隐瞒,告诉他肝脏上长了一个良性的肿瘤。王先生入院后上腹部的疼痛控制效果不好,他怀疑自己的疾病诊断是否清楚,情绪比较低落。

每天护士查房询问家属王先生饮食情况如何,家属都回答道:"还可以,每顿的饮食量和患病以前差不多。"有一次护士直接问王先生饮食情况怎样,王先生回答道:"最近食欲不好,每餐最多吃一、两口,为了不让家属担心,每次我都会避开他们将剩余的饭菜倒进厕所。"

排泄是机体将新陈代谢所产生的废物排出体外的生理活动过程,是人体的基本生理需求之一,也是维持生命的必要条件之一。人体排泄废物的途径有皮肤、呼吸系统、消化系统及泌尿系统,其中消化系统和泌尿系统是主要的排泄途径。许多因素可以直接或间接地影响人体的排泄活动和形态,而每个个体的排泄形态及影响因素也不尽相同。因此,护士应掌握与排泄有关的护理知识和技术,帮助或指导患者维持正常的排泄功能,满足其排泄的需要,使之获得最佳的健康和舒适状态。

休息对维持人体健康非常重要,有效的休息不仅可以使身体放松,恢复精力和体力,还可以减轻心理压力,使人感到轻松愉快。休息不足会导致人体出现一系列躯体和精神反应,如疲劳、困倦、注意力分散,甚至出现紧张、焦虑、急躁、易怒等情绪,严重时还会造成机体免疫力下降,导致身心出现问题。

患者在患病期间,休息尤为重要。一方面,由于疾病本身造成患者生理和心理状态的失衡和能量的消耗,充分的休息有利于组织的修复和器官功能的恢复,帮助其缩短病程,促进疾病康复。另一方面,由于住院带来的环境变化和角色变化进一步加重了患者的精神压力和负担,直接或间接地影响了患者的休息和疾病的康复。

睡眠是休息的一种重要形式,任何人都需要睡眠,通过睡眠可以使人的精力和体力得到恢复,可以保持良好的觉醒状态,这样人才能精力充沛地从事劳动或其他活动。睡眠对于维持人类的健康,尤其是促进疾病的康复,具有十分重要的作用。

协助患者获得最佳的休息与睡眠,以达到康复的目的是护理人员的重要职责之一,护理人员应全面运用休息和睡眠的知识,对病人的睡眠情况进行综合评估,制订患者需要的护理计划,指导和帮助患者达到休息与睡眠的目的。明确评估患者睡眠状况的重点,掌握收集睡眠资料的方法和内容,获得准确的睡眠资料是护理人员完成护理计划的基础和关键。

睡眠评估的重点:患者对睡眠时间和质量的个性化需求;睡眠障碍的症状、类型、持续时间、对患者身心的主要影响;引起睡眠障碍的原因。

睡眠评估的方法:包括问诊、观察、量表测量和辅助检查。通过询问患者的个人睡眠特征、观察患者有无睡眠不足或异常睡眠行为的表现,必要时应用睡眠量表或多导睡眠监测,以明确患者的睡眠问题。

睡眠评估的内容:每天需要的睡眠时间及就寝的时间;是否需要午睡及午睡的时间;睡眠习惯,包括对食物、饮料、个人卫生、放松形式(阅读、听音乐等)、药物、陪伴、卧具、光线、声音及温度等的需要;入睡持续的时间;睡眠深度;是否打鼾;夜间醒来的时间、次数和原因;睡眠中是否有异常情况(失眠、呼吸暂停、梦游等),其严重程度、原因以及对机体的影响;睡眠效果;睡前是否需要服用镇静药物及药物的种类和剂量。

我国医院的住院患者大多住两人间、三人间，甚至是多人间，并且为了便于照顾患者，每位患者的家属也需要住宿在病房里。几个，甚至十几个生活习惯不尽相同的人居住在同一个房间里，他们在晚上睡觉和午间休息时都会相互影响。

因为某位患者病情需要，护士或医生在晚上需要很多次地观察病情或治疗操作也会影响同一个病房所有的人休息。早上时，护士需要给患者抽血或者保洁需要打扫房间又会影响全病房的人。

心理反应因个人所处的时间、地点和个性特征不同而异。患者特有心理的产生，是社会对患者角色所规定的行为、患者特有的经验以及患病是生物学改变而引起的躯体不适三方面共同作用的结果。患者生病以后，会出现下列心理反应：

焦虑及恐惧：患者的焦虑可来源于多个方面，如对疾病的诊断和治疗的担心、家庭经济负担、事业问题及陌生环境等，表现为紧张、情绪不安等，继而通过各种心理防卫机制而出现不同的表现。焦虑的程度因人而异，有轻、中、重和极重四种情况。一般轻度焦虑对患者影响不大。而中度、重度和极重度焦虑会对患者产生很大的精神和心理压力，继而伴有相应的行为表现。患者来到医院后也常有恐惧心理，尤其是大手术患者、临产的初产妇、严重出血的病人以及儿童更易产生恐惧心理。

依赖性增强：患者患病以后，常会受到亲人及周围人的特殊照顾，成为人们关注、帮助的重点，所以患病后，患者会有意无意地变得软弱无力，依赖性增强，被动性加重，行为也会变得幼稚起来。有的患者原本大胆活泼，此时会变得小心翼翼、畏缩不前，并出现自信心下降，即使自己能做的事情，也怕难以胜任而不愿去做，有些老成持重的人也因为疾病而表现出幼稚可笑的行为。

自尊心增强：根据马斯洛的人类基本需要层次学说，每个人都有自尊的需要。患病后由于其他需要的满足出现障碍，从而使自尊心比平时更加强烈。患者一方面要求别人对他加倍地关心，而另一方面又拒绝别人的关照，认为别人的关照意味着自己的无能。如果护理人员说话的语气过重或过分要求患者，都会伤害患者的自尊心。

猜疑心加重：表现为多疑和矛盾行为。如对周围事物敏感，好言相劝也将信将疑，听见别人低声说话以为是在讨论与自己有关的事情；有的患者患病时间长会影响自己的工作和前途，想休息又害怕别人说自己无病呻吟或小病大养，想出院又害怕出现危险时无法救治等。

主观感觉异常：患者对周围的声、光、温度及自身症状都特别敏感，有时会过分地注意躯体的变化，如心跳正常却觉得心慌，胃肠活动正常也认为是消化不良。患者对环境也比较挑剔，如责怪医院环境不清洁，饮食不好等。

情绪易激动:患者表现为情绪不稳定,对一切轻微的刺激也异常敏感,遇事不能控制自己,稍有不满则发怒,也容易悲伤和落泪。

孤独感:患者患病住院后,由于环境和人员的陌生而感到与世隔绝,度日如年,常伴有孤独感,常渴望亲戚和朋友来陪伴自己。

习惯性心理:人的心理活动不能马上适应客观环境的变化,中间需要一个过渡阶段,这是人的习惯性心理造成的。患者开始患病后不可能马上从心理上接受患病的事实,很可能否认自己有病,怀疑医生诊断错了。由于这种心理特点,患者在开始阶段可能不愿意住院和配合治疗,而病情好转后又认为自己没有完全恢复,需要进一步观察和治疗,担心回家会使自己病情恶化等。

害羞和罪恶感:有些患者认为患病是自己行为不当的结果,是命运对自己的一种惩罚,内心会产生害羞和罪恶感,尤其当患上不被社会广大民众所接受的疾病,如患有淋病、梅毒、艾滋病时,常会觉得无地自容。

心理休克及反常行为:一般发生于某种重病或病情突然加重的患者,表现为发呆、茫然、言语行为无目的、无真实感。在心理休克缓解后出现过度的"乐观"及"不自在"表现,其实质是抑制、否认及反向形成心理防卫机制的表现。

疾病决非患者本人的事情,也绝非只对患者本人造成影响。事实上,一个人患病,其个体、家庭乃至社会都将面临对疾病及其治疗所带来的不同程度的变化和影响。个人是家庭的一分子,任何一个家庭成员患病,对整个家庭都是一种冲击,从而产生各种各样的影响。

患者患病后,需要去医院就诊或住院治疗,甚至需要手术治疗,这些都会增加家庭开支,特别是在目前医疗卫生制度改革的新形势下,个人所负担的医疗费用比例对经济收入有限的一般家庭来说无疑是一个很大的负担。有的患者为了减轻家庭的经济负担,甚至放弃疾病治疗,影响了疾病的治疗效果和康复速度,甚至有生命的危险。如果患者本人是家庭收入的主要承担者,患病会使家庭的经济来源出现问题,更加重了家庭的经济负担。

患者患病后,特别是当患有严重疾病后,家庭的其他成员需要投入很大的精力给予照顾,使家庭成员的思想负担加重,并会产生相应的心理压力。患者患病后会出现多种心理反应,情绪易激动,甚至会为一点儿小事发火,也可能出现一些异常行为或其他的行为变化,这些表现将对家庭成员的精神心理造成刺激,从而形成压力。同时,患者的家庭角色功能需要其他家庭成员来承担,势必会造成患者家属的精神和心理负担。最后,如果患者所患的是感染性疾病,特别是性传播疾病,对家庭所造成的精神心理压力就更大,某些情况甚至可能导致家庭的破裂和解体。

曾经有一位类风湿性关节炎的中年男性患者,常年全身关节疼痛,四肢关节严重变形,

终日躺在床上生活不能自理,妻子只好放弃工作回家照顾他。这对夫妻的大儿子上大学四年级,小儿子刚上大学一年级。全家人的生活来源主要靠低保、贫困救助和亲戚朋友的救济。

这位中年男性患者每每谈及因为他的病情拖累了全家,总是泪流满面,多少次想自杀来解脱自己和家人。两个儿子也很多次想放弃学业,希望早点儿出去打工来缓解家庭的经济困境。

当一个人患了重病,特别是不治之症,甚至即将面临死亡时,对家庭成员的情绪影响很大。有的家庭成员甚至不能接受和面对这一残酷的现实,会出现许多情绪反应,如情绪低落、悲伤、气恼、失望、无助等。

患者生病住院后,需要家庭成员或其他人员的经济支持和情感支持。护理人员在观察患者病情时,还应当观察患者陪伴人员、探视人员的基本情况,可以从他们的穿着打扮、言谈举止、探视时所带来的礼物等信息了解患者家庭的经济状况、家庭关系、社会关系等。这些信息将有利于医务人员为患者提供诊断、治疗、护理、康复等方案时提供依据,同时也有利于医务人员与患者及其家属进行有效的医患沟通,取得患者及其家属的主动参与,促进患者疾病的治疗效果和功能恢复。

生命体征的观察

生命体征是体温、脉搏、呼吸及血压的总称。生命体征受大脑皮质控制,是人类机体内在活动的一种客观反应,是衡量机体身心状况的可靠指标。正常人生命体征在一定范围内相对稳定,变化很小且相互之间存在内在联系。而在病理情况下,其变化极其敏感。护理人员通过认真仔细地观察生命体征,可以获得患者生理状态的基本资料,了解机体重要脏器的功能活动情况,了解疾病的发生、发展及转归,为诊断、治疗、护理及康复提供依据。因此,正确掌握生命体征的观察技能与护理是临床护理中极为重要的内容之一。

机体体温分为体核温度和体表温度。体温,也称体核温度,指身体内部胸腔、腹腔和中枢神经的温度,具有相对稳定且较皮肤温度高的特点。皮肤温度也称体表温度,指皮肤表面的温度,可受环境温度和衣着情况的影响且低于体核温度。基础温度,指人体在持续较长时间(6—8小时)的睡眠后醒来,尚未进行任何活动之前所测量的体温。医学上所说的体温是指机体深部的平均温度,体温的相对恒定是机体新陈代谢和生活活动正常进行的必要条件。

由于体核温度不易测试,临床上常以口腔、直肠、腋窝等处的温度来代表体温。在三种测量方法中,直肠温度(即肛温)最接近于人体的深部温度,而在临床工作中,采取口腔、腋下温度测量更为常见。

体温可随昼夜、年龄、性别、活动、药物等出现生理性变化,但其变化的范围很小,一般不超过0.5℃—1.0℃。此外,情绪激动、紧张、进食、环境温度变化等都会对体温产生影响,在测量体温时,应加以考虑。发现体温与患者病情不符合时,要查找原因,予以复测。

部分手术患者从手术回到病房后,因体温降低很容易出现寒战的状态。医院手术室为了减少医生在手术过程中出汗,一般将手术室内的温度控制得比较低。在冬天手术时,如果输注常温的液体也会降低患者的温度。如果患者采取全身麻醉,某些药物也可能降低患者的温度。另外,手术中用常温的液体冲洗伤口也会降低患者的温度。

为了防止患者术中和术后身体温度降低,手术中应该输注加热到一定温度(加热的温度避免改变药物性状)的液体,在患者的身体下方可以放置保温毯,手术伤口周围应当铺放防水手术单。

在每个心动周期中,由于心脏的收缩和舒张,动脉内的压力和容积也会发生周期性的变化,导致动脉壁产生有节律的搏动,称为动脉脉搏,简称脉搏。每分钟脉搏搏动的次数(频率)称为脉率。脉率受到年龄、性别、体型、活动、情绪、饮食、药物等因素的影响。

正常情况下,脉率和心率是一致的,脉率是心率的指示,当脉率微弱到难以测定时,应测量心率。触诊计数脉率时可感觉到动脉壁的性质。正常动脉管壁光滑、柔软、富有弹性。

机体在新陈代谢过程中,需要不断地从外界环境中摄取氧气,并把自身产生的二氧化碳排出体外,机体与环境之间所进行的气体交换过程,称为呼吸。呼吸是维持新陈代谢和生命活动所必需的基本生理过程之一,一旦呼吸停止,生命也将终结。

年龄越小,呼吸频率越快。同年龄的女性呼吸比男性稍快。剧烈运动可使呼吸加深加快,休息和睡眠时呼吸减慢。强烈的情绪变化,如紧张、恐惧、愤怒、悲伤、害怕等可刺激呼吸中枢,引起呼吸加快或屏气。血压大幅度变动时,可以反射性地影响呼吸,血压升高,呼吸减慢减弱;血压降低,呼吸加快加强。如环境温度升高,可使呼吸加快加强。

血压是血管内流动着的血液对单位面积血管壁的侧压力(压强)。在不同血管内,血压被分别称为动脉血压、毛细血管压和静脉血压,而一般所说的血压是指动脉血压。

在一个心动周期中,动脉血压随着心室的收缩和舒张而发生规律性的波动。在心室收缩时,动脉血压上升达到的最高值为收缩压。在心室舒张末期,动脉血压下降达到的最低值称为舒张压。收缩压与舒张压的差值称为脉搏压,简称脉压。

随着年龄的增长,收缩压和舒张压均有逐渐增高的趋势,但收缩压的升高比舒张压的升高更为显著。大多数人的血压凌晨2—3时最低,在下午4—8时及下午6—10时各有一个高峰,晚上8时后血压呈缓慢下降趋势,表现为"双峰双谷",这一现象称为动脉血压的日节律。寒冷环境,由于末梢血管收缩,血压可略有升高。高温环境,由于皮肤血管扩张,血压可略有下降。立位血压高于坐位血压,坐位血压高于卧位血压,这与重力引起的代偿机制有关。身体不同部位的血压也不相同,运动方式不同也会导致血压的改变。

此外,激动、紧张、恐惧、兴奋等情绪,排泄、吸烟等活动都有可能使血压升高。饮酒、摄盐过多、药物对血压也有影响。对于需要持续观察血压者,应做到"四定",即定时间、定部位、定体位、定血压计,有助于测定的准确性和对照的可比性。

白大褂高血压是指有些患者在医生诊室测量血压时血压升高,但在家中自测血压或24小时动态血压监测(由患者自身携带测压装置,无医务人员在场)时血压正常。这可能是由于患者见到穿白大褂的医生后精神紧张,血液中出现过多儿茶酚胺,使心跳加快,同时也使外周血管收缩,阻力增加,产生所谓"白大褂效应",从而导致血压上升。

体位性低血压是由于体位的改变,如从平卧位突然转为直立,或长时间站立发生的脑供血不足引起的低血压。体位性低血压是老年人和儿童的常见病,据统计,65岁以上老年人体位性低血压者的比例约占15%,其中75岁以上的老年人体位性低血压者的比例可高达30%—50%。

任何急性病导致的失水过多,或口服液体不足,或服用降压药及利尿药以后,以及平时活动少和长期卧床的病人,站立后都容易引起体位性低血压。

疼痛是一种复杂的主观感受,是近年来非常受重视的一个常见的临床问题。疼痛的发生,提示着个体的健康受到威胁。疼痛与疾病的发生、发展与转归有着密切的联系,是临床上诊断疾病、鉴别疾病的重要指征之一,同时也是评价治疗与护理效果的重要标准。

1995年,美国医疗保健机构评审联合委员会(JCAHO)正式将疼痛确定为继体温、脉搏、呼吸、血压之后的第五生命体征,并要求对所有患者都进行疼痛评估,缓解疼痛是医学的重要目标之一。2004年,国际疼痛研究学会(IASP)将10月11日确定为"世界镇痛日",并提出了"免除疼痛是病人的基本权利"的口号。因此,护理人员必须掌握疼痛的相关理论知识,才能对疼痛患者实施有效的疼痛管理。

1979年,国际疼痛研究学会(IASP)将疼痛定义为"是一种令人不快的感觉和情绪上的感受,伴随着现有的或潜在的组织损伤"。疼痛有双重含义,痛觉和疼痛反应。痛觉是一种意识现象,是个体的主观知觉体验,受个体的心理、性格、经验、情绪和文化背景的影响,个体表现为痛苦、焦虑。疼痛反应是机体对疼痛刺激所产生的一系列生理病理变化和心理变化,如呼吸急促、血压升高、出汗、心理痛苦、焦虑和抑郁等。疼痛是人体最强烈的应激因素之一，是人体对有害刺激的一种保护性防御反应，具有保护和防御的功能。

随着疼痛研究的不断深入，新的药物和技术运用于临床，但未缓解的疼痛现象普遍存在。近年来，欧美国家的疼痛研究发生了两个转变：一是从疼痛控制到疼痛管理。二是疼痛管理的组成人员由麻醉师为主体逐渐转为以护士为主体，同时有其他的临床医生、心理咨询师等人员参与。这也预示着未来疼痛研究的方向更多的是疼痛管理体系的建立，护士在疼痛管理中将发挥越来越大的作用。

疼痛管理的作用主要有：一是提升医疗服务质量，疼痛为患者病情是否缓解的重要标准；二是提高患者的生活质量，长期慢性疼痛如风湿、癌症等可导致心理损害，甚至自杀等；三是有利于患者治疗效果，严重急性疼痛如术后、创伤引起脉搏、呼吸加快，血压、血糖增高等。

我国一位知名的肾脏病专家10年前已被诊断出身患癌症，并且转移到骨头，在上海手术治疗前，生性刚烈的他曾对学生表示，"如果不能工作了，我就立刻死。"手术后，已是75岁高龄的他再度为病人诊病治病，长达10年之久。最后他因为无法忍受癌症带来的剧烈疼痛结束了自己的生命。

疼痛评估是进行有效疼痛控制的首要环节，不仅要判断疼痛是否存在，还要评价镇痛治疗的效果。疼痛与其他四项生命体征不同，它不具备客观的评估依据，而且疼痛的原因和影响因素较多，个体也存在差异。疼痛评估的原则是常规、量化、全面和动态，护士要掌握疼痛的评估内容、评估方法及如何记录。

对疼痛的评估应列入护理常规，并全面持续地评估。除患者的一般情况(性别、年龄、职业、诊断、病情等)和体格检查外，应评估疼痛经历和病史、社会心理因素及镇痛效果等。

在对疼痛程度的认识上，患者和医务人员会存在一定的差异，医务人员判断的疼痛程度往往比患者自我感觉的轻。疼痛控制在什么水平会比较理想，不同的患者也有很大的个体差异，不同类型的疼痛对疼痛控制需求也不一样，同一类型的疼痛因疾病不同时期其程度也各异。普遍认同的规律是：以0—10数字评分法为例，创伤后、手术后等急性疼痛，当疼痛程度<5时，护士可选择护理权限范围内的方法止痛，并报告医生；当疼痛程度≥6时，护士应报告医生，给予有效止痛药物。癌性疼痛患者要求应用三阶梯止痛法使患者夜间睡眠时、白天休息时、日间适当活动时基本无痛。

评估疼痛并记录评估结果是护理实践的重要组成部分。记录内容应突出疼痛的时间、程度、部位、性质，镇痛方法和时间，疼痛缓解程度及疼痛对睡眠和活动的影响等方面。有些疾病的疼痛记录需要有一定的连续性，如癌痛、风湿性疼痛等；有些疾病的疼痛记录需要短期的评估和记录,如术后、创伤后、产后疼痛等。

疼痛评估及处理记录

姓名_____ 性别_____ 年龄_____ 科室_____ 床号_____ 住院号_____

1.面部表情量表:适用于成人和昏迷者

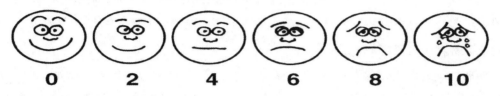

2.FLACC

表情[(Face)、双腿(Legs)、体位(Activity)、哭闹(Cry)、安抚(Consolability)]量表:适用于新生儿和婴幼儿

分类	分值		
	0	1	2
表情	无表情或笑容	偶尔出现面部扭曲或皱眉,冷漠	频繁出现下颌抽动,牙关紧闭
双腿	正常姿势或放松	不安,紧张	蜷曲,来回移动
体位	安静平躺,姿势、活动正常	不安,来回移动,紧张	踢腿,僵硬或痉挛
哭闹	不哭(醒或处于睡眠状态)	呻吟、呜咽,偶尔哭诉	持续哭泣、尖叫,频繁出现哭诉
安抚	安静,放松	触摸,拥抱或讲话、转移注意力可安抚	安慰、安抚不止

3.记录方法:

疼痛1—3分1小时内报告,4分以上立即报告,对没进行药物治疗及物理治疗的病人,4分以下疼痛每8小时、5分以上疼痛至少每1小时再评估并记录。

对采取药物治疗的病人,静脉及肌内注射止痛药物后30分钟内、口服止痛药或物理治疗的病人要60分钟内对病人进行再评估并记录。

药物或物理治疗后首次再评估时,如果疼痛未完全缓解至0分,则4分以下疼痛每8小时、5分以上疼痛至少每1小时再评估并记录。

疼痛部位:H=头 N=颈 C=胸 B=乳房 S=腹部 W=腰 BU=臀部 G=阴部 SH=肩 UA=上臂 F=前臂 HA=手 T=大腿 CA=小腿 FO=脚

疼痛性质:TH=跳痛 PR=压迫痛 D=顿痛 S=锐痛 SH=刺痛 P=牵拉痛 B=烧灼痛 F=绞痛 R=放射痛

疼痛程度: 在0—10分之间判断

伴随症状: N=恶心 V=呕吐 C=便秘 A=焦虑 I=瘙痒 CF=(意识)模糊 S=安静 BV=视力模糊 T=抽搐 H=幻觉 BL=便血 D=口干

干预治疗: 药物治疗=RX;物理治疗 RP=复位术 H=热疗 C=冷敷 M=按摩;

引导治疗 D=分散注意力 GI=引导想象 R=休息 E=锻炼 S=睡眠 RT=放松技巧 N/A=无效果

疼痛规律: C=持续性的 I=间歇性的

4.疼痛评估及处理记录

请在患者感到的疼痛部位画出阴影,并在最痛的部位用"O"标识。

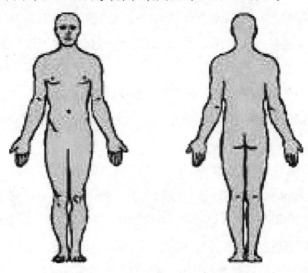

疼痛评估及处理记录表

疼痛部位	疼痛时间	疼痛程度	疼痛规律	伴随症状	报告医生时间	干预治疗	执行时间	缓解时间	缓解程度	评估时间	签名

疼痛控制标准是疼痛管理中的重要概念,是指导医务人员实施疼痛控制的准则。《美国临床实践指南》(1992年)建议,确立患者疼痛程度的控制目标,帮助医务人员、患者及其家属明确疼痛程度的控制目标水平,以此指导患者的疼痛管理,提高疼痛控制的质量和患者的生活质量,促进患者康复。

20世纪80年代,WHO在提出针对癌症患者的三阶梯止痛方案的同时,提出了对癌性疼痛的控制标准,即要求达到夜间睡眠时、白天休息时、日间活动和工作时无疼痛。这是一个比较明确和完美的目标,但在临床实践中有时较难做到。

近年来逐渐被医疗界接受和应用的观点是"3个3的标准",即依据0—10分数字评分法,评估疼痛强度＜3分;24小时内突发性疼痛次数＜3次;24小时内需要药物治疗的次数＜3次。对于癌性疼痛镇痛的目标,有学者认为"3个3的标准"具有可操作性,在临床中也较容易实现,有利于指导医务人员实施疼痛管理,因此在癌痛管理中比较推荐此标准。

国内有研究表明,手术后疼痛程度控制的目标,即当患者术后疼痛评分≥5分时,医务人员应考虑使用有效的镇痛药物对患者进行镇痛治疗;在疼痛评估≤4分时,则可根据患者的需要,在护士权限范围内采取冷敷、热敷、体位改变、音乐疗法等物理方式去缓解患者的疼痛。

在疼痛学科发展时期,由于医生、护士、患者及其家属对于疼痛对身体和心理的危害方面认识不足,或担心镇痛药物的成瘾、依赖、不良反应,或担心医疗费用等一系列问题,因此疼痛控制标准可能还需要一个认识和接受的过程。

的确,疼痛的评估主要是依照患者的主诉,而不是其他的客观指标(如年龄、性别、文化程度、民族、宗教等),而患者对疼痛的认识和忍受程度也各有差异,因此疼痛控制的标准是一个相对的目标,也是医务人员参照的工作质量标准。在临床工作中,应根据患者的具体情况进行讨论和决定,如进行疼痛处理时,预期使患者的疼痛缓解多少,缓解到什么程度。

癌痛在恶性肿瘤患者中是非常常见的症状,对于晚期患者症状尤为突出。研究表明,30%—50%的恶性肿瘤患者在接受抗肿瘤治疗过程中会有严重的疼痛症状,需要使用阿片类止痛药的比例高达75%—90%。

阿片类药物被广泛地用于癌痛,得益于其安全性高、给药途径多样化、剂量容易被调整、止痛可靠性强,且对各种原因的疼痛(体原性、脏器性、神经性)都有效。

当医生选择了某种阿片类药物后,用药剂量可以根据患者疼痛的情况而逐步调整。如果患者有持续性或反复疼痛时,间歇性用药就必须改为持续性用药,一天可以给药多次,药物剂量调整要根据患者疼痛控制程度和对药物副作用的忍受度来决定。药物剂量可以加到患者疼痛被控制为止,或直到患者出现严重的难以控制的副作用为止。用药个体化是阿片类药物镇痛成功的关键。

便秘是阿片类止痛药最常见的副作用。在癌痛需要使用阿片类止痛药的患者中，有10%—15%的患者会发生便秘。便秘不仅会影响患者的生活质量，而且也会影响患者继续服用止痛药。传统的口服和直肠用的泻剂对阿片类止痛药引起的便秘也非常有效。

神志不清是阿片类止痛药的第二个最常见的副作用。恶心也是阿片类止痛药的一种常见的副作用。呼吸抑制是阿片类止痛药最严重的副作用，但是如果遵循阿片类止痛药的用药指南，则发生的概率会极低。

意识状态的观察

意识状态是大脑功能活动的综合表现，是对环境的知觉状态。健康人应表现为意识清晰，反应敏捷，语言流畅、准确，思维合理，情感活动正常，对时间、地点、人物的判断力和定向力正常。

意识障碍是指个体对外界环境刺激缺乏正常反应的一种精神状态。任何原因引起大脑高级神经功能损害时，都可能出现意识障碍。其表现为对自身及外界环境的认识及记忆、思维、定向力、知觉、情感等精神活动的不同程度的异常改变。意识障碍一般可分为：嗜睡、意识模糊、昏睡、昏迷。昏迷是最严重的意识障碍，表现为意识持续的中断或完全丧失，按其程度可分为：轻度昏迷、中度昏迷和重度昏迷。

护士对意识状态的观察，可根据患者的语言反应，了解其思维、反应、情感活动、定向力等，必要时可通过一些神经反射，如观察瞳孔对光反应，角膜反射、对强刺激（如疼痛）的反应，肢体活动等来判断其有无意识障碍，以及意识障碍程度。

临床上还可以使用量表进行评估，常用的如格拉斯哥昏迷评分量表（Glasgon Coma Scale，GCS），对患者的意识障碍及严重程度进行观察与测定。格拉斯哥昏迷评分量表（GCS）包括睁眼反应、语言反应、运动反应3个子项目，使用时分别测量3个子项目并计分，然后再将各个项目的分值相加求其总和，即可得到患者意识障碍程度的客观评分。在对意识障碍的患者进行观察时，同时还应对伴随症状与生命体征、营养、大小便、水电解质、活动和睡眠、血气分析值等变化进行观察。

症状体征的观察

症状是指患者主观感受到不适或痛苦的异常感觉或某些客观病态改变。症状表现有多种形式，有些只有主观才能感觉到的，如疼痛、眩晕等；有些不仅能主观感觉到，而且客观检查也能发现，如发热、黄疸、呼吸困难等；也有主观无异常感觉，是通过客观体格检查才发现的，如黏膜出血、腹部包块等；还有些生命现象发生了质量变化（不足或超过），如肥胖、消瘦、多尿、少尿等，需要通过客观评估才能确定。凡此种种现象，广义上可视为症状，即广义的症状，也包括了一些体征。体征是指医务人员通过体格检查客观发现患者身体方面的异常改变。

症状、体征是诊断、鉴别诊断的线索和依据，是反映病情的重要指标之一，同时也是采取护理和康复措施的重要依据。临床医生除了门诊患者、住院患者的诊断和治疗，可能还要忙于特殊检查、特殊治疗、手术、科研和教学等，无法保证能够连续、动态、及时、准确地观察到患者症状和体征的变化，而护士在症状和体征的观察方面就能起到重要的作用。

同一个患者的症状和体征变化的观察需要进行前后的对比，才能发现病情是好转，还是加重。责任制整体护理就显得尤为重要，责任护士就像管床医生一样，从入院到出院的一切问题都负责到底，既便于病情的观察，也便于建立良好的护患关系。

非常遗憾的是，目前我国医院真正能够实现责任制整体护理的实在太少，无法保证每一位患者都有自己的责任护士。可能更多的医院只能采用护理小组的形式来弥补责任护士工作的不足，应当注意到的是在每次交接班时应当清楚交代患者症状、体征的变化，并且应该保证护理小组的人员相对固定。

症状和体征的观察除了护士能够发挥重要作用以外，患者及其家属同样起到比较重要的作用。患者主观感受的变化，例如食欲不振、疼痛的部位、性质、程度、呼吸困难、精神状态、心理状态等，患者会有切身的感受。患者家属或陪护人员在患者生病期间，几乎是24小时陪伴，他们也可以从患者的细微变化中了解到症状、体征的改变。

❧ 第7章　专业的生活照顾

在患者生病、手术治疗、产妇生产等情况下，因为疾病的原因或者其他因素，患者或产妇不能够进行日常生活活动，例如洗脸、刷牙、大小便等，需要由他人来协助完成或他人替代完成。对患者或产妇的生活照顾是非常专业的，有着较高的特殊要求，但是在我国的绝大多数医院都是将这些专业的护理工作交给可能没有经过任何培训的患者家属、陪伴和护工，这在全世界的医院都是少有的特殊现象。

世界卫生组织WHO曾有护理官员到我国的医院视察后，发现我国医院的护士主要从事打针、输液、置胃管、安导尿管等治疗处置，几乎很少给患者提供专业的生活照顾，当时他们就说道："中国没有护理！"而当时我国医院大约有80万护士。

2010年，卫生部在全国推行优质护理服务活动，很多医院增加人力、物力和财力，专门在医院里实行"优质护理服务示范病房"，护士给患者洗头、洗脚、剪指甲、洗澡等生活护理。将优质护理服务推向了另外一个极端，对患者进行生活照顾以前，缺少对患者日常生活能力的评估，不管患者是否需要生活的照顾，护士都"一视同仁"提供生活照顾。等到优质护理服务活动结束之后，医院所提供的生活照顾又烟消云散。

有一家医院的肾脏内科病房是医院优质护理服务示范病房，有一位新入院的男性患者在晚上就遇到一件让他无法理解的事情。晚上睡觉前一位专门从事生活护理的护士走进病房告诉他要帮助他洗脚。

这位男性患者感觉非常奇怪，问道："护士，我的手和脚都能自己活动，你们为什么要给我洗脚呢？"护士非常神秘地告诉他："因为我们科室是医院优质护理服务示范病房，所以我们要给你洗脚。"患者听完后好像明白了怎么回事,当护士把脚给他洗完后,患者就把袜子扔进去,然后说道:"护士,麻烦你顺便把袜子给我洗一下。"

这是对医院为了开展优质护理服务而简单地提供生活照顾的最大讽刺!

患者生病或产妇生产以后是否需要生活照顾?需要什么样的生活照顾?什么时候需要生活照顾?谁去进行生活照顾?如何进行生活照顾?这些都是比较专业的护理问题,需要进行认真的分析和判断。由于我国传统文化的影响,患者生病以后需要生活照顾主要有以下几种心态:一是弱者的心态,患者生病以后就成为弱者,就应该衣来伸手、饭来张口。二是亲情绑架,在患者生病的时候,儿女要体现孝顺,夫妻要体现关爱,就应该帮助其患者去做一切的事情。三是消费心态,患者生病以后花钱请护工照顾,护工就应该帮助其完成所有的事情。

患者生病或产妇生产后是否需要生活照顾,应该由责任护士进行专门的日常生活能力评估。例如患者能否进行洗脸、刷牙,首先要评估患者能否下地行走,是否能够去洗手间;其次要评估患者能否用双手端起脸盆或口杯;再次要评估患者能否拧干毛巾;最后要评估患者能否自如地擦洗面部。通过评估以后,患者可能完成所有的动作,就应该由患者独立完成,如果患者只能完成部分的动作,就应该由其他人员协助完成,如果患者全部动作都不能完成,就应该由其他人员进行生活照顾。

患者生病或产妇生产后,如果能够自己进行生活照顾,就应该鼓励和支持他们自己做。患者或产妇自己进行生活照顾的好处在于,他们能够产生积极的心理,认识到自己的病情比较轻,能够独立地完成很多事情,同时还能够下床活动和功能锻炼,有利于疾病的恢复。只有当患者或产妇不能独立完成时,才需要其他人员提供必要的帮助。当其他人员对患者或产妇进行生活照顾时,会对患者或产妇产生消极的心理,同时不利于他们的疾病恢复。

从理想的状态来讲,当患者或产妇需要生活照顾时,应该由责任护士提供专业的生活照顾。前面提到对患者是否提供生活照顾,提供什么样的生活照顾,如何提供生活照顾都需要进行专业的评估和专门的培训。例如髋关节置换术后,患者能够进行哪些活动,禁止哪些活动,这都是比较专业的问题。没有从事过护理工作的家属和护工很难掌握这些专业的技能,就连没有经过骨科专业训练的护士都不一定知道这些专业的护理规范。

一位74岁老太太因为跌倒导致左股骨颈骨折,在一家医院骨科进行左髋关节置换手术,两周以后家人到医院准备接她出院。当所有出院手续办理完毕,家里的一位男性同胞就自告奋勇地帮助老太太下床,因为他担心老太太做了手术的左腿行动不便,他就直接用双手去托起左腿。

这位男性家属因为平时工作比较忙,今天是第一次到医院,没有接受过护士对老人肢体活动的健康教育。没有想到的是,他的这个动作造成了左下肢内收、内旋,只听到"咔嚓"一声,老太太大叫:"疼死我了!"吓得家人赶紧叫来医生和护士,医生通过体格检查后并进行X线片发现人工关节脱位,然后又再次进行手术。

在全人整合医疗的理念下,由责任护士或其他护士提供的专业生活照顾称为无陪护理。无陪护理的定义就是,经过专业的护理评估,当患者需要生活照顾时,应当由经过专业培训的护士或护士助理(未取得护士执业资格的护理学生或者轮岗训练的执业护士)提供专业的生活照顾。护士在提供专业的生活照顾时,首先考虑到的是患者的安全,其次在生活护理时进行病情观察,最后还能够提供心理支持、康复训练、膳食指导和健康教育等。在无陪护理的情况下,患者家属无须24小时待在病房,可以去正常工作或者做其他的事情,减轻家属的心理压力,减轻家庭的经济负担。如果患者或家属需要的时候,家属可以随时到病房探视患者或交流沟通。

进食饮水

饮食与营养和健康与疾病有非常重要的关系。合理的饮食与营养可以保证机体正常生长发育,维持机体各种生理功能,促进组织修复,提高机体免疫力。而不良的饮食与营养可以引起人体各种营养物质失衡,甚至导致各种疾病的发生。此外,当机体患病时,通过适当的途径给患者均衡的饮食以及充足的营养也是促进患者康复的有效手段。因此,护士应掌握饮食与营养的相关知识,正确评估患者的饮食、营养状况等,制定科学合理的饮食方案,并采取适宜的供给途径实施饮食治疗计划,以促进患者康复。

我国医院普遍缺乏膳食营养师来评估和指导患者的饮食,并且绝大多数医院的餐厅、食堂提供的饮食为大众化餐饮,无法满足医院里不同患者的个性化需求。营养评估是健康评估中的重要组成部分。通过与患者及其家属的密切接触,护士可以及时正确地检查患者的营养状况、评估膳食组成、了解和掌握患者现存的或潜在的营养问题,这对于护士选择恰当的饮食治疗与护理方案、改善患者的营养状况及促进患者的康复具有重要的指导意义。

影响饮食与营养的因素有身体因素、心理因素及社会因素等。人在生长发育过程中的不同阶段对热能及营养素的需求量有所不同。不同年龄的患者对食物质地的选择也有差异,如婴幼儿咀嚼及消化功能尚未发育完善、老年人咀嚼及消化功能减退,应给予软质易消化食物。另外,不同年龄的患者有不同的饮食喜好。各种活动是能量代谢的主要因素,活动强度、工作性质、工作条件不同,热能消耗也不同。处于妊娠期、哺乳期的女性对营养的需求显著增加,同时会有饮食习惯的改变。

一家高端的妇产科医院对孕产妇的餐饮提供个性化的服务,孕产妇在入院前就会有专门的膳食营养师与孕产妇和家人进行深度的沟通。充分了解孕产妇既往的饮食习惯和体重控制情况,根据不同阶段的营养需求来搭配餐食。

膳食营养师还会询问孕产妇的一些特殊需求,喜欢或不喜欢哪些调料和配菜,菜品的制作有什么特别的需要。每天准备进食几餐?大约在什么时间进餐?进餐时是否有家人陪餐?家人是否有特别的要求?

膳食营养师将餐食搭配的初步方案与孕产妇进行确认,然后再与餐厅的厨师进行协商,最后将方案录入信息系统,再次让孕产妇点击确认。每天膳食营养师还会对餐食的满意度进行电话回访,根据孕产妇的要求进行必要的调整。

许多疾病可影响患者对饮食及营养的摄取、消化、吸收及代谢。口腔、胃肠道疾病可直接影响食物的摄取、消化和吸收。当患有高代谢性疾病如发热、烧伤、甲状腺功能亢进等或慢性消耗性疾病时,机体对热量的需求量较正常增加。伤口愈合与感染期间,患者对蛋白质的需求较大。若从尿液或引流液流失大量的蛋白质、体液和电解质,则患者需要增加相应营养素的摄入。若某种原因引起患者味觉、嗅觉异常,有可能影响其食欲,导致营养摄入不足。

患病后的用药也会影响患者的饮食及营养。有的药物可增加食欲;有的药物可降低食欲;有的药物可影响营养素的吸收;有的药物可影响营养素的排泄;有的药物可杀灭肠内正常菌群等。某些人对特定的食物如牛奶、海产品等过敏,会出现腹泻、哮喘、荨麻疹等过敏反应,影响营养的摄入和吸收。

一般情况下,焦虑、忧郁、恐惧、悲哀等不良情绪可引起交感神经兴奋,抑制胃肠蠕动及消化液的分泌,使人食欲降低,引起进食减少、偏食、厌食等。愉快、轻松的心理状态则会促进食欲。有些患者在进食时会有不正常的心理状态,如在孤独、焦虑时就想吃东西。

经济状况直接影响人们的购买力,影响人们对食物的选择,从而影响其营养状况。经济状况良好者应注意有无营养过剩,而经济状况较差者应防止营养不良。每个人都会有自己的饮食习惯,包括食品的选择、烹调方法、饮食方式、饮食嗜好、进食时间等。进食时周围的环境,食具的洁净,食物的色、香、味等都可影响人们对食物的选择及摄入。

护士应根据患者所需的饮食种类对患者进行解释和指导,说明意义,明确可选用和不宜选用的食物及进餐次数等,取得患者的配合。饮食指导时应尽量符合患者的饮食习惯,根据具体情况指导和帮助患者摄取合理的饮食,尽量用一些患者容易接受的食物代替限制的食物,使用替代的调味品或佐料,以使患者适应饮食习惯的改变。

舒适的进食环境可使患者心情愉快,增强食欲。患者进食的环境应以清洁、整齐、空气新鲜、气氛轻松愉快为原则。多人共同进餐可增强患者的食欲，如条件允许，应鼓励患者在病区餐厅集体进餐，或鼓励同病室患者共同进餐。进食前患者感觉舒适会有利于患者进食。因此，在进食前，护士应协助患者做好相应的准备工作。

美国的一家养老院为了鼓励所有的入住老人到餐厅就餐，除生病或因为身体原因不能下床等情况外，送餐到房间需要收取一定的服务费用。

养老院的负责人告诉我们，老人从房间行走到餐厅就餐其实就是一个与社会沟通交流的过程。首先他们需要自行行走、扶拐行走或乘坐轮椅，其次他们需要自己点餐，表达自己的意愿，再次他们需要自己用餐，最后他们在进餐的过程中可以和其他老人进行沟通交流。

传统观点认为，术前10—12小时应开始禁食，结直肠手术禁食时间可能更长。有研究表明，缩短术前禁食时间，有利于减少手术前病人的饥饿、口渴、烦躁、紧张等不良反应，有助于减少术后胰岛素抵抗，缓解分解代谢，甚至可以缩短术后的住院时间。除合并胃排空延迟、胃肠蠕动异常和急诊手术等病人外，目前提倡禁饮时间延后至术前2小时，之前可口服清饮料，包括清水、糖水、无渣果汁、碳酸类饮料、清茶及黑咖啡（不含奶），不包括含酒精类饮品；禁食时间延后至术前6小时，之前可进食淀粉类固体食物（牛奶等乳制品的胃排空时间与固体食物相当），但油炸、脂肪及肉类食物则需要更长的禁食时间。术前推荐口服含碳水化合物的饮品，通常是在术前10小时予病人饮用12.5%的碳水化合物饮品800 mL，术前2小时饮用≤400 mL。

有研究显示，择期腹部手术术后尽早恢复经口进食、饮水及早期口服辅助营养可促进肠道运动功能恢复，有助于维护肠黏膜功能，防止菌群失调和异位，还可以降低术后感染发生率及缩短术后住院时间。一旦患者恢复胃肠道通气可由流质饮食转为半流质饮食，摄入量根据胃肠耐受量逐渐增加。当经口能量摄入少于正常量的60%时，应鼓励添加口服肠内营养辅助制剂，出院后可继续口服辅助营养物。

目前患者术后进食饮水时间，很多医院还是执行术后6—8小时开始饮水，肛门排气（即打屁）后开始进食。患者什么时间可以开始进食饮水不应该统一执行某一个时间标准，应该进行个性化的评估。患者能否进食饮水，需要考虑以下的因素：患者的病情是否允许；患者的意识是否清醒；患者是否有进食饮水的意愿；患者是否有吞咽功能障碍；患者的胃肠道功能是否恢复（判断标准应该是肠鸣音是否恢复正常，而非肛门排气）；患者的上肢功能是否正常（判断患者是否能够自行进食饮水）等。

在患者自行进食饮水或者他人帮助进食饮水时，应当观察是否有特殊情况的发生。若患者在进食饮水过程中出现恶心，可鼓励其做深呼吸并暂时停止进食饮水。若患者发生呕吐,应及时给予帮助,将患者头偏向一侧,防止呕吐物进入气管内。观察呕吐物的性状、颜色、量和气味等并做好记录。若患者在进食时发生呛咳,应帮助患者拍背。若食物进入喉部,应及时在腹部剑突下、肚脐上用手向上、向下推挤数次,使食物排出,防止窒息。

排尿排便

正常情况下,个体排尿活动受意识控制,无痛苦,无障碍。但诸多因素可影响排尿的进行。神经系统的损伤和病变会使排尿反射的神经传导和排尿的意识控制发生障碍,出现尿失禁。泌尿系统的肿瘤、结石或狭窄也可导致排尿障碍,出现尿潴留。老年男性因前列腺增生症压迫尿道,可出现排尿困难。手术中使用麻醉剂可干扰排尿反射,改变患者的排尿形态,导致尿潴留。因外科手术或外伤使输尿管、膀胱、尿道肌肉损伤而失去正常功能,不能控制排尿,发生尿潴留或尿失禁。

有一位医生因为痔疮在骶麻下进行手术治疗,术后遇到的第一件事就是躺在病床上不能自行解小便。护士非常热心地为他采取了热敷、按摩、针刺、听水声诱导等方法协助排尿,结果是毫无效果。

这位医生下腹部已经隆起,护士检查后考虑尿潴留,护士最后说道:"如果确实没有办法的话,我们只好给你插尿管导尿了。"这位医生想到了导尿的尴尬和疼痛,果断地拒绝了这个办法。

这位医生活动了一下自己的双下肢,意识到肌力已经恢复正常。然后告诉护士:"麻烦你们协助我下床,我自己到卫生间去试一下。"当这位医生在卫生间仅用了几分钟就将小便排尽后,感受到了一种少有的幸福感!

心理因素对正常排尿有很大的影响,压力会影响会阴部肌肉和膀胱括约肌的放松或收缩,如当个体处于过度的焦虑和紧张的情形下,有时会出现尿频、尿急,有时也会抑制排尿出现尿潴留。排尿应该在隐蔽的场所进行,当个体在缺乏隐蔽的环境时,就会产生许多压力,影响正常排尿。大多数人在潜意识里会形成一些排尿的习惯,如早晨起床第一件事是排尿,晚上就寝前也要排空膀胱。排尿的姿势、时间是否充足及环境是否合适也会影响排尿的完成。

尿潴留患者的护理,应当为患者提供隐蔽的排尿环境,关闭门窗,围帘遮挡,请无关人员回避等。适当调整治疗和护理时间,使患者安心排尿。酌情协助卧床患者采取适当体位,如扶卧床患者略抬高上身或坐起,尽可能使患者以习惯姿势排尿。对需要绝对卧床休息或某些手术患者,应事先有计划地训练床上排尿,以免因不适应排尿姿势的改变而导致尿潴留。

尿失禁患者的护理,应注意保持皮肤清洁干燥。经常用温水清洗会阴部皮肤,勤换衣裤、床单、尿垫。根据皮肤情况,定时按摩受压部位,防止压疮的发生。必要时应用接尿装置引流尿液。可以采取必要的措施重建患者的排尿功能。无论什么原因引起的尿失禁,都会给患者造成很大的心理压力,如精神苦闷、忧郁、丧失自尊等。他们期望得到他人的理解和帮助,同时尿失禁也给患者的生活带来许多不便。

排便活动受大脑皮层的控制,意识可以促进或抑制排便。个体经过一段时间的排便训练后,便可自主地控制排便。正常人的直肠对粪便的压力刺激有一定的阈值,达到此阈值时即可产生便意。如果个体经常有意识遏制便意,便会使直肠逐渐失去对粪便压力刺激的敏感性,加之粪便在大肠内停留过久,水分被吸收过多而干结,造成排便困难,这是产生便秘最常见的原因之一。

便秘患者的护理:为患者提供单独隐蔽的环境及充裕的排便时间。如拉上围帘或用屏风遮挡,避开查房、治疗护理和进餐时间,以消除紧张情绪,保持心情舒畅,利于排便。床上使用便盆时,除非有特别禁忌,最好采取坐姿或抬高床头,利用重力作用增加腹内压促进排便。病情允许时让患者下床上厕所排便。对手术患者,在手术前应有计划地训练其在床上使用便盆。

腹泻患者的护理:因粪便异味及玷污的衣裤、床单、被套、便盆均会给患者带来不适,因此要协助患者更换衣裤、床单、被套和清洗沐浴,使患者感到舒适。便盆清洗干净后,置于易取处,以方便患者取用。

排便失禁患者的护理:排便失禁的患者心情紧张而窘迫,常感到自卑和忧郁,期望得到理解和帮助。护士应尊重和理解患者,给予心理安慰与支持。帮助其树立信心,配合治疗和护理。了解患者排便时间,掌握排便规律,定时给予便盆,促进患者按时自己排便。保持被褥、衣裤清洁,室内空气清新,及时更换污湿的衣裤被单,定时开窗通风,除去不良气味。

一位86岁的大学教授因为疾病的原因导致大小便失禁,每天都会将裤子和床单弄脏几次,每次护士和家人为他换洗的时候他都感觉心里特别的难受,自己为什么变得如此的遭遇！每次更换衣裤时,他都似乎觉察同病室患者和家属投来了异样的目光。他很多次地要求子女将他接回家里,这样待在医院治疗疾病让他十分的难堪！

后来护士和家人共同商量,在他的大小便失禁不能完全控制的期间能否给他穿戴成人纸尿裤。在征得大学教授的同意后,采取了这个方法,一下子就解决了患者的尴尬。

清洁卫生

良好的清洁卫生是人类基本的生理需要之一，维持个体清洁卫生是确保个体舒适、安全及健康的重要保证。机体卫生状况不良会对个体的生理和心理产生负面影响，甚至诱发各种并发症。因此，为使患者在住院期间身心处于最佳状态，护士应及时评估患者的卫生状况，并根据患者的自理能力、卫生需求及个人习惯协助患者进行清洁卫生护理，确保患者清洁和舒适，预防感染和并发症的发生。

患者的清洁卫生护理内容包括口腔护理、头发护理、皮肤护理、会阴部护理及晨晚间护理。护士为患者提供清洁卫生护理时，通过与患者密切接触，有助于建立治疗性的护患关系。同时，护理时应尽可能确保患者的独立性，保护患者隐私，尊重患者并促进患者身心舒适。

口腔护理：口腔具有摄取、咀嚼和吞咽食物，以及发音、感觉、消化等重要功能。良好的口腔卫生可促进机体的健康和舒适。因口腔卫生不洁造成的口腔局部炎症、溃疡等问题会导致个体食欲下降、影响营养物质消化和吸收、造成局部疼痛甚至引发全身性疾病；牙齿破损、缺失或不洁会影响个体自尊与自我形象；口腔异味会给个体社会交往带来消极影响。由此可见，口腔卫生对保持患者的健康十分重要。

口腔护理是临床护理工作的重要环节，护士应认真评估患者的口腔卫生状况，指导患者掌握正确的口腔清洁技术，从而维持良好的口腔卫生状况。对于机体衰弱和(或)存在功能障碍的患者，护士需根据其病情及自理能力，协助完成口腔护理。良好的口腔护理可保持口腔清洁，预防感染，促进口腔正常功能的恢复，从而提高患者的生活质量。

护士指导患者养成良好的口腔卫生习惯，定时检查患者口腔清洁卫生的情况，提高口腔保健水平。正确选择和使用口腔清洁用具，牙刷和牙膏的选择比较重要。要教会患者正确刷牙的方法。可以教会患者正确使用牙线清除牙间隙食物残渣，去除齿间牙菌斑。义齿也需要定时进行清洗。对于高热、昏迷、危重、禁食、鼻饲、口腔疾患、术后及生活不能自理的患者，护士应遵医嘱给予特殊口腔护理。

一家医院的儿童康复科大部分孩子都是脑瘫儿童，其中部分患儿的家庭经济都比较困难，父母为了给孩子治病需要外出打工挣钱，大多是老人照顾他们，因此容易忽略口腔卫生。

科室护士长就专门用科室经费为这些孩子购买了儿童牙刷和牙膏，每天让康复治疗师专门安排时间训练孩子们刷牙，同时还要求患儿家长每天监督和辅导孩子们刷牙。每过一段时间就让孩子们进行刷牙比赛，每个孩子都会获得一件小礼物。教会孩子们刷牙，不但保持了口腔的清洁卫生，同时还训练了他们的肢体功能，起到了一举两得的作用。

头发护理是个体日常清洁卫生的重要内容之一。有效的头发护理可维持良好的外观，维护个体形象、保持良好心态及增强自信；而且梳理和清洁头发，可清除头皮屑和灰尘，保持头发清洁，减少感染的机会。同时，梳头可按摩头皮，促进头部血液循环，增加上皮细胞营养，促进头发生长。

多数患者可自行完成头发清洁卫生护理，但患病较重或身体虚弱会妨碍个体进行日常的头发清洁，导致头发清洁度降低。对于长期卧床、关节活动受限、肌肉张力降低或共济失调的患者，护士应协助其完成头发的清洁和梳理。护士在协助患者进行头发清洁卫生护理时，应尊重患者个人的习惯，调整护理方法以适应患者需要。

根据患者病情、体力和年龄，可采用多种方式为患者洗头。身体状况好的患者，可在卫生间内采取淋浴的方法洗头；不能淋浴的患者，可协助患者坐于床旁椅上进行床边洗头；卧床患者可进行床上洗头。洗头时应以患者安全、舒适及不影响治疗为原则。

皮肤护理也是清洁卫生护理的重要工作。皮肤的新陈代谢迅速，其代谢产物如皮脂、汗液及表皮碎屑等与外界细菌和尘埃结合形成污垢，黏附于皮肤表面，如不及时清除，可刺激皮肤，降低皮肤的抵抗力，以致破坏其屏障作用，成为细菌入侵的门户，造成各种感染。皮肤护理有助于维持身体的完整性，促进舒适，预防感染，防止压疮及其他并发症的发生；同时还可维护患者的自身形象，促进康复。

清洁皮肤可去除皮肤污垢，刺激皮肤血液循环。同时，皮肤清洁可使个体感觉清新、放松。因此，护士需要指导患者采用合理的皮肤清洁方法。

洗浴频率应根据患者体力活动强度、是否出汗、个人习惯以及季节和环境变化特点进行适当调整。青壮年因体力活动强度大和皮脂分泌旺盛，可适当增加洗浴频率；老年人因代谢活动低下和皮肤干燥，洗浴频率不宜过频。出汗较多者，经常洗浴并保持皮肤干燥可防止因皮肤潮湿而致皮肤破损；皮肤干燥者，应酌情减少洗浴次数。

洗浴方式取决于患者的年龄、活动能力、健康状况及个人习惯等。1岁以下婴幼儿宜采用盆浴，独自站立行走后可采用淋浴。以清洁皮肤为目的，采用流动的水淋浴为佳；以放松或治疗为目的推荐盆浴。盆浴时一般先行淋浴，去掉污垢后再进入浴缸浸泡全身。妊娠7个月以上的孕妇禁用盆浴，淋浴时避免污水倒流而致感染。若患者活动受限，则护士为其进行床上擦浴。

洗浴时间控制在10分钟左右。空腹、饱食、饮酒以及长时间体力或脑力劳动后不宜马上洗浴，因上述情况可造成脑供血不足，严重时可引发低血糖，导致晕厥等意外发生。无论患者采取何种方式洗浴，护士都应该注意保护患者的隐私和安全，鼓励患者尽可能参与洗浴过程，根据需要给予适当的协助。

我国医院患者在医院住院期间洗澡是一件比较困难的事情，尤其是行动不便的偏瘫和截瘫患者。一家康复医院的神经康复科为了解决特殊患者的洗澡问题想尽了一切办法。专门腾出一间病房进行防水处理后，改装成为一个多功能洗澡间。

为了保证冬天洗澡间的温度，医院专门安装了热风机，有供患者盆浴的浴缸，墙上有方便患者出入的扶手装置，浴缸还进行了特殊的防滑处理。还有供患者坐位，或半躺，或平躺的洗澡装置，旁边还放置了不同患者需要的洗澡辅助器具。不同的角落还安放了报警按钮和拉绳。

在洗澡间的外面还专门设置了梳妆台，有镜子、洗手液、纸巾、电吹风、梳子、棉签、润肤霜等生活用品，有点儿像高端的洗浴中心的配置。

会阴部清洁卫生护理包括清洁会阴部位及其周围皮肤。会阴部护理往往与常规洗浴操作结合进行。有生活自理能力的患者可自行完成会阴部护理；对生活自理能力受限的患者，护士在为其进行会阴部护理时，特别是面对异性患者时会感到困窘，患者也会感到局促不安，但不能因此而忽视患者的卫生需求。护士严谨的科学作风和敏捷的操作技术可缓解患者的不安情绪。

会阴部因其特殊的生理结构有许多孔道，成为病原微生物侵入人体的主要途径。此外，会阴部温暖、潮湿，通风较差，为病原菌的滋生创造了有利条件。同时，因会阴部阴毛生长较密，易于致病菌繁殖。当个体患病时，机体抵抗力减弱，且因长期卧床而致会阴部空气流通不畅，易导致感染发生。所以，会阴部清洁卫生护理对预防感染及使患者感觉舒适十分必要，特别是对于生殖系统及泌尿系统炎症、二便失禁、留置导尿、产后及会阴部术后患者尤为重要。

对于泌尿生殖系统感染、大小便失禁、会阴部分泌物过多或尿液浓度过高导致皮肤刺激或破损、留置导尿、产后及各种会阴部术后的患者，护士应协助其进行会阴部清洁卫生护理，以保持会阴部清洁，使患者感觉舒适，从而预防和减少生殖系统、泌尿系统的逆行感染。因会阴部各个孔道彼此接近，故操作时应防止交叉感染。

患者活动

活动是人的基本需要之一，对维持健康非常重要。如果一个人的活动能力因疾病的影响而发生改变，不仅直接影响机体各系统的生理功能，还会影响患者的心理状态。一个丧失活动能力的人，躯体方面会产生肺部感染、静脉血栓、泌尿系感染、压疮、关节僵硬、挛缩、肌张力下降、肌肉萎缩、便秘等并发症；心理方面会出现焦虑、自卑、抑郁等问题。从日常生活能力、社交能力、自我概念等方面来说,缺乏人的完整性。因此,护士应从满足患者身心发展需要和疾病康复的角度来协助患者选择并进行适当的活动。

一位癌症晚期的老年男性患者,在某三甲医院进行手术、化疗、放疗等治疗后效果不佳。患者及其家属放弃治疗后转入一家社区医院进行姑息治疗,患者在整个治疗期间都是卧床休息,身体消瘦、精神萎靡。医生查房时认为患者全身情况尚可、心肺功能正常、四肢肌力正常、疼痛能够忍受,判断患者能够下地行走,有利于提高患者的生活质量。

征得患者及其家属同意后,护士先协助患者在病床上端坐5分钟左右,患者没有任何不适。然后,再协助患者将双下肢下垂到床边,没有出现头晕、眼花等情况。最后,让患者借助助行器在病房里行走10米左右,患者也没有感到不适。当患者回到床上以后,激动地说道:"我做梦都没有想到我这辈子还能够下地行走。"

患者活动量的减少,对疾病的恢复有一定的益处,但同时也给机体带来不利的影响,特别是长期卧床的患者,会引起许多系统的并发症,不仅影响正常的生理功能,而且还加重了原有疾病。因此,指导患者进行适当的活动,对促进疾病康复,减少长期卧床出现的并发症是非常重要的。在指导患者活动前,护士应明确评估的重点,并采用适当的方法对患者的活动进行正确的评估,并根据患者的实际情况制订相应的活动计划。

护士对患者活动的评估重点包括:患者对日常生活活动、康复运动的个性化需要;患者生活自理能力;患者活动耐力;影响患者活动的主要因素;患者活动受限对患者的主要影响。

长期卧床的患者,由于缺乏活动,或长时间采取不适当的被动体位或强迫体位,会影响脊柱、关节及肌肉组织的活动,患者可能出现局部疼痛、肌肉僵硬等症状。因此,卧床患者如病情允许,应经常变换体位,并给予背部护理,按摩受压肌肉,并协助患者进行关节和肌肉的功能活动,促进局部血液循环,帮助放松,减轻疼痛,保持关节和肌肉正常生理功能和活动范围。

一家医院的老年科住院患者的平均年龄是81岁,最大的年龄102岁,最小的年龄75岁。老年患者,特别是高龄患者(一般指80岁以上)住院治疗,导致患者死亡的原因不一定是原发疾病,更多的是长期卧床的并发症。

科室护士长通过临床经验的总结专门编了一套长期卧床患者预防并发症的活动操,每天护士定期地要求长期卧床患者进行主动锻炼,预防并发症的发生,取得了非常好的效果。好多老年患者出院回家后,每天都会做几遍预防并发症的活动操。

关节活动范围练习是指根据每一特定关节可活动范围,通过应用主动或被动的练习方法,维持关节正常的活动度,恢复和改善关节功能的锻炼方法。对于活动受限的患者应根据病情尽快进行关节活动范围练习,开始可由护士完全协助或部分协助完成,随后逐渐过渡到患者能够独立完成。被动关节活动范围练习可由护士为患者进行清洁卫生护理、翻身和更换卧位时完成,既节省时间,又可观察患者的病情变化。

等长肌肉练习是指可增加肌肉张力而不改变肌肉长度的练习。主要优点是不引起明显的关节活动,故可在肢体被固定的早期应用,以预防肌肉萎缩。等张肌肉练习是指对抗一定的负荷作关节的活动锻炼,同时也锻炼肌肉收缩。主要优点是肌肉运动符合大多数日常活动的肌肉运动方式,同时有利于改善肌肉的神经控制。

患者进行肌肉锻炼时,应以患者的病情及运动需要为依据,制订适合患者的运动计划,帮助患者认识到活动与疾病康复的关系,使患者能够积极配合练习,以达到运动的目的。对患者在练习过程中取得的进步和成绩,应及时给予赞扬和鼓励,也增强其康复的信心。患者肌肉锻炼前后应充分地准备及放松运动,避免出现肌肉损伤。

护士应严格掌握患者的运动量、运动频率、运动时间,以达到肌肉适度疲劳而不出现明显疼痛为原则。如果在锻炼过程中出现严重疼痛、不适,或伴有血压、脉搏、心律、呼吸、意识、情绪等方面的明显变化,应及时停止锻炼,并报告医生给予必要处理。注意肌肉等长收缩引起升压反应及增加心血管负荷的作用,高血压、冠心病及其他心血管疾病的患者慎做肌力练习,严重者禁做肌力练习。

✤ 第8章　安全的治疗处置

治疗处置是我国医院护士从事的一项重要工作,也是占用护士时间最多的一项工作。因为护士大量的时间和精力都是在临床上从事治疗处置工作,无法顾及患者的病情观察、生活照顾、心理支持、膳食指导、健康教育等,所以护士在给患者进行治疗处置的同时也可以兼顾其他的护理措施,这就需要护士将以前分割成不同护理模块的工作合并为一个整体来服务于患者。

护理临床工作中的治疗处置主要包括药物治疗(包含静脉输液、肌肉注射、口服用药、雾化用药、局部用药等)、输血和血液制品、急救技术(心肺复苏、吸氧、吸痰、洗胃等)、特殊治疗(麻醉手术、待产分娩、血液透析、重症监护、临终关怀、伤口处理等)。护士的每一项治疗处置的操作既会给患者带来治疗疾病的好处,同时也可能造成一些不必要的伤害,甚至导致患者死亡。

药物治疗

药物在预防、诊断和治疗疾病过程中起着重要的作用。药物治疗是临床最常用的一种治疗方法。在临床护理工作中,护士是各种药物治疗的实施者,也是用药过程的监护者。为了合理、准确、安全、有效地给药,护士必须了解相关的药理学知识,熟悉掌握正确的给药方法和技术,正确评估患者用药后的治疗效果和不良反应,指导患者合理用药,使药物治疗达到最佳效果。

药物治疗属于非独立性护理操作,必须严格根据医嘱给药。护士应熟悉药物的作用、副作用、用法和毒性反应,对有疑问的医嘱,应向医生提出,切勿盲目执行,也不可擅自更改医嘱。

护士在执行药物治疗时,应首先认真检查药物质量,对疑有变质或已超过有效期的药物,应立即停止使用。要将准确的药物、按准确的剂量、用准确的途径、在准确的时间内给予准确的患者,即药物治疗的"五个准确"。护士在药物治疗的前、中、后要严格执行查对制度。

静脉输液是临床上用于纠正人体水、电解质及酸碱平衡失调,恢复内环境稳定并维持机体正常生理功能的重要治疗措施。正常情况下,人体内水、电解质、酸碱度均保持在恒定的范围内,以维持机体内环境的相对平衡状态,保证机体正常的生理功能。但是在疾病和创伤时,水、电解质及酸碱平衡失调会发生紊乱。通过静脉输注药物,还可以达到治疗疾病的目的。

静脉输液可能导致患者出现发热反应、急性肺水肿、静脉炎、空气栓塞等输液反应,同时还可能导致输液微颗粒污染。护士在给患者进行静脉输液的过程中,应当密切观察病情变化,还应当告知患者及其家属在输液过程中可能出现的输液反应和其他的不良反应,一旦出现反应要及时通过床头呼救铃告知医务人员,以便采取及时、有效的处理措施。

护士在每一天、每一次给患者静脉输注液体时都应该对患者进行药物作用和药物副作用的健康教育。只有当患者了解药物作用和副作用后,才能够感受到疾病治疗是否有效果或药物是否产生副作用。

"张大姐,这组液体输注的是甲硝唑液,主要是帮助您治疗厌氧菌导致的急性盆腔炎感染。当然,药物有治疗作用的同时,也会有一些副作用或不良反应,甲硝唑液输注后可能会出现恶心、呕吐等不良反应。如果一旦发生,请您及时告诉我们,让医生给您进行一些必要的处理。"护士在给患者第一次进行液体输注的过程中都会进行药物作用和副作用的健康教育。第二次、第三次输注同样的药物时,护士就会询问患者是否知道药物的作用和副作用,明确健康教育是否取得效果。

发热反应主要是因为输入致热物质引起的。多由于用物清洁灭菌不彻底,输入的溶液或药物制品不纯、消毒保存不良,输液器消毒不严格或被污染,输液过程中未能严格执行无菌操作所致。发热反应多发生于输液后数分钟至1小时。患者表现为发冷、寒战、发热等。轻者体温在38℃左右,停止输液后数小时内可自行恢复正常;严重者初起寒战,继而高热,体温可达到40℃以上,并伴有头痛、恶心、呕吐、脉搏加快等症状。

急性肺水肿也称为循环负荷过重,主要原因是由于输液速度过快,短时间内输入过多液体,使循环血容量急剧增加,心脏负荷过重引起的;或者是因为患者原有心肺功能不良,尤多见于急性左心功能不全者。主要临床表现为患者突然出现呼吸困难、胸闷、咳嗽、咯粉红色泡沫样痰等症状,严重时痰液可从口、鼻腔涌出。听诊肺部布满湿啰音,心率快且节律不齐。

静脉炎主要是长期输注高浓度、刺激性较强的药物，或静脉内放置刺激性较强的塑料导管时间较长，引起局部静脉壁发生的化学性炎性反应。也可由于在输液过程中未能严格执行无菌操作，导致局部静脉感染。主要表现为沿静脉走向出现条索状红线，局部组织发红、肿胀、灼热、疼痛，有时伴有畏寒、发热等全身症状。

空气栓塞是指如果进入静脉的空气量大，空气进入右心室后阻塞在肺动脉入口，使右心室内的血液（静脉血）不能进入肺动脉，因而从机体组织回流的静脉血不能在肺部内进行气体交换，引起机体严重缺氧而死亡。主要临床表现为患者感到胸部异常不适或有胸骨后疼痛，随即发生呼吸困难和严重的发绀，并伴有濒死感。听诊心前区可闻及响亮的、持续的"水泡声"。心电图呈现心肌缺血和急性肺心病的改变。

输液微粒是指输入液体中的非代谢性颗粒杂质，其直径一般为 $1—15\mu m$，少数较大的输液微粒直径可达 $50—300\mu m$，随液体进入人体对人体造成严重危害的过程。

输液微粒的来源：药物生产制作工艺不完善，混入异物与微粒，如水、空气、原材料的污染等；溶液瓶、橡胶塞不洁净，液体存放时间过长，玻璃瓶内壁和橡胶塞被药液浸泡时间过久，腐蚀剥脱形成输液微粒；输液器及加药用的注射器不洁净；输液环境不洁净，切割安瓿，开瓶塞、加药时反复穿刺橡胶塞导致橡胶塞撕裂等，均可导致微粒进入液体，造成输液微粒污染。

输液微粒污染对机体的危害主要取决于微粒的大小、形状、化学性质以及微粒堵塞血管的部位、血流阻断的程度及人体对微粒的反应等。肺、脑、肝及肾脏等是最容易被微粒损害的部位。输液微粒污染对机体的危害包括：直接阻塞血管，引起局部供血不足，组织缺血、缺氧，甚至坏死；红细胞聚集在微粒上，形成血栓，引起血管栓塞和静脉炎；微粒进入肺毛细血管，引起巨噬细胞增殖，包围微粒形成肺内肉芽肿，影响肺功能；引起血小板减少症和过敏反应；微粒刺激组织而产生炎症或形成肿块。

随着民众健康意识的增强，部分患者（特别是老年慢病患者）在医院门诊就诊和住院治疗时，已经在药房、网络、诊所或其他医院购买了药品或保健食品。

医务人员应当仔细询问患者目前的药物使用情况，在可能的情况下让患者或家属将目前所使用的全部药物或保健食品同包装、使用说明带到医院，共同确定药物和保健食品的来源，然后由医生来确定目前是否使用和如何使用，并且协商患者自带药物和保健食品的保管方法。避免出现医院开具的药物和患者自带药物或保健食品使用时导致的不良反应。

患者在进行药物治疗时，患者不坚持用药对治疗效果的影响较大，护士在患者门诊、住院治疗和患者出院回家后都需要关注这个问题，一旦发现患者有不坚持用药的行为，应当及时与医生和药师沟通,共同分析问题的原因,并且找到解决问题的方法。

尽管不是所有的不坚持治疗都会产生不良后果,但是有研究表明,25%的患者其用药方式可能会损害健康。不坚持治疗可能导致疾病治疗时间的延长或者严重程度加剧,也可能使得医生的诊断错误,从而导致更多的检查和额外的治疗。

目前已经有多种理论模型帮助我们理解不坚持用药的现象,研究中也考虑了多种不同的因素。已知的主要导致不坚持用药的因素包括各种患者自身的因素和观念,医务人员与患者交流的情况,以及各种不同的行为因素。另外,即使患者原本希望能坚持用药,但由于治疗过程中的很多阻碍,使患者难以做到遵医嘱。

我曾经在一家医院门诊药房进行全人整合医疗示范查房,药房的药剂师还是像往常一样将患者的药装在一个口袋里直接递给患者,没有进行任何药物使用的交代。

取药的是一位头发花白的农村大爷,是一位五保老人,一个人独居在家。我上前去询问老大爷:"大爷,您好! 您知道今天的药怎么吃吗?"大爷迟疑一会儿回答道:"我不知道怎么吃? 我不认识字。"

我非常好奇地追问道:"大爷,您以前在医院拿药回家是怎么吃的?"大爷比较干脆地回答:"一般每种药吃2—3颗,每天吃3次。"让我感到非常不安的是,每次大爷吃药都是凭借自己的经验,没有哪一位医务人员明确地告诉他怎么服用,可能没有人会想到大爷根本不会去看药剂师贴在盒子上写明药物使用的方法。

目前发现每个个体对自身疾病严重性的认识和不坚持用药相关。患病的种类是一个影响因素,心脏疾患往往和坚持用药相关,而哮喘往往和不坚持用药相关。对疾病的认识也和个人治疗价值观有关,如异维A酸,在痤疮治疗中为了达到美观的目的而被应用,研究发现其比降压药更容易坚持服用。个体对于疗效的认识也是坚持用药的影响因素。影响坚持用药的另外一个因素是家庭和朋友的作用(社会支持)。

经研究提示,如果来自医务人员的信息被传达给患者,被患者接受、理解、保留和相信,那么结果是患者会较好地坚持用药。影响交流过程的多种因素可影响依从性,如重点信息的强调、提示、语言和文字的交流。如果患者得到的健康教育非常少,那么他们就不容易坚持用药,而当患者得到准确而适当的指示,更多而清楚的信息,更多而更好的反馈,就会达到更高的坚持率。

患者的治疗方案越复杂,患者的坚持性可能越差。许多研究发现,当用药次数增加,患者的坚持性就会降低。药物治疗每日1次是坚持性最好的,每日2次和每日3次坚持性相当,但都要差于每日1次,每日4次坚持性是最差的。在这种情况下,坚持性降低的原因是难于记住每日服药的次数或难以将服药融入每天的日常生活。

长期治疗也会导致患者的不坚持性。这可能是由于患者难以记住或计划用药。坚持性随时间流逝而降低也和患者对于病情的关注度下降有关。存在不良反应或副作用也和坚持性降低相关,因为患者会因此而感到不适和(或)担心发生更严重的问题。

当患者由于文化水平、认知能力或语言障碍,不能理解药物使用的原因或不能理解用药方法时,他们可能就不能按照医嘱用药。如果患者由于残疾或医疗服务不完善,不能接触他们的医生或药师,他们可能会发现自己很难接受定期服药,因此可能根本不用药,或不能规律服药。患者不服药也有可能是因为身体原因,如无法打开盛药的容器,不能正确持吸入器等。

静脉输血

静脉输血是将全血或成分血,如血浆、红细胞、白细胞或血小板等通过静脉输入体内的一种治疗方法。输血是急救和治疗疾病的重要措施之一,在临床上广泛应用。近年来,输血理论与技术发展迅速,无论是在血液的保存与管理、血液成分的分离,还是在献血人群的检测以及输血器材的改进等方面,都取得了明显的进步,为临床安全、有效、节约用血提供了保障。

静脉输血的目的:增加有效血循环量,改善心肌功能和全身血液灌注,提升血压,增加心输出量,促进循环。用于失血、失液引起的血容量减少或休克的患者;增加血红蛋白含量,促进血氧功能。用于血液系统疾病引起的严重贫血和某些慢性消耗性疾病的患者;增加蛋白质,改善营养状态,维持血浆胶体渗透压,减少组织渗出和水肿,保持有效循环血量。用于低蛋白症及大出血、大手术患者;改善凝血功能,有助于止血。用于凝血功能障碍及大出血患者;增强机体免疫力,提高机体抗感染的能力;用于严重感染的患者。

一氧化碳、苯酚等化学物质中毒时,血红蛋白失去了运氧能力或不能释放氧气供机体组织利用。为了改善组织器官的缺氧状态,可以通过换血疗法,把不能释放氧气的红细胞换出。溶血性输血反应及重症新生儿溶血病时,也可采用换血治疗。为了排出血浆中的自身抗体,可采用换血浆法。

输血是具有一定危险性的治疗措施,会引起输血反应,严重的话可危及患者的生命。因此,为了保证患者的生命安全,在输血过程中,护士必须严密观察患者,及时发现输血反应的征象,并积极采取有效的措施处理各种输血反应。

发热反应是输血反应中最常见的。主要原因有:由致热原引起,如血液、保养液或输血用具被致热原污染;多次输血后,受血者血液中产生白细胞和血小板抗体,当再次输血时,受血者体内产生的抗体与供血者的白细胞和血小板发生免疫反应,引起发热;输血时没有严格遵守无菌操作原则,造成污染。

过敏反应的主要原因有:患者为过敏体质,对某些物质易引起过敏反应。输入血液中的异体蛋白与患者机体的蛋白质结合形成全抗原而使机体致敏;输入的血液中含有致敏物质,如供血者在采血前服用过可致敏的药物或进食了可致敏的食物;多次输血的患者,体内可产生过敏性抗体,当再次输血时,抗原抗体相互作用而发生过敏反应;供血者血液中的变态反应性抗体随血液传给受血者,一旦与相应抗原接触,即会产生过敏反应。

过敏反应大多发生在输血后期或即将结束输血时,程度轻重不一,通常与症状出现的早晚有关。症状出现越早,反应越严重。轻度反应:输血后出现皮肤瘙痒,局部或全身出现荨麻疹。中度反应:出现血管神经性水肿,多见于面部,表现为眼睑、口唇高度水肿。也可发生喉头水肿,表现为呼吸困难,两肺可闻及哮鸣音。重度反应:发生过敏性休克。

溶血反应是最严重的输血反应,分为急性溶血反应和迟发性溶血反应。溶血反应是受血者或供血者的红细胞发生异常破坏或溶解引起的一系列临床症状。临床表现轻重不一,轻者与发热反应相似,重者在输入10—15 ml血液时即可出现症状,死亡率高。

我在医院骨科实习时发生的一例输血差错事件让我记忆犹新。当天的手术病人比较多,晚上中班还有三个病人需要输注全血。医院规定输注全血需要两人进行查对,晚上只有一名护士上班,查对的责任就落在了值班医生的头上。

由于值班医生写病历比较忙,没有到治疗室现场查对,直接让护士写上自己的名字,让两人查对的制度流于形式。

护士在慌忙中给一位A型血患者输上了O型血,输注了大约几分钟后护士巡视病房,询问患者是否有什么不适。在巡视的过程中,护士再次核对患者的名字和血型,发现了这个天大的错误,当时就吓出一身冷汗,赶紧停止输血,并立即报告医生和护士长,幸好患者没有发生严重不良反应。

大量输血一般是指在24小时内紧急输血量相当于或大于患者总血容量。常见的与大量输血有关的反应有循环负荷过重(即肺水肿)反应、出血倾向及枸橼酸钠中毒等。

长期反复输血或超过患者原血液总量的输血,由于库存血中的血小板破坏较多,使凝血因子减少而引起出血。临床表现为皮肤、黏膜瘀斑,穿刺部位大块瘀青血或手术伤口渗血。

枸橼酸钠中毒反应是指大量输血使枸橼酸钠大量进入体内,如果患者的肝功能受损,枸橼酸钠不能完全氧化和排出,而与血中的游离钙结合使血钙浓度下降。临床表现为患者出现手足抽搐,血压下降,心率缓慢。心电图出现Q—T间期延长,甚至心脏骤停。

通过输血传播的疾病与感染已知有十余种,其中最严重的是艾滋病、乙型肝炎和丙型肝炎。在输血相关传染病的预防和控制中,采供血机构和医疗机构的标准化工作和规范化管理起着重要的作用。

一位37岁高龄产妇出现严重贫血,需要进行剖宫产手术。术前进行常规输血治疗,手术顺利产下一名男婴。

两年后患者因不明原因发热、肺部感染到医院检查后被确诊为艾滋病,后来治疗无效死亡。患者的儿子去检查也被确诊为艾滋病。死者家属经过咨询后怀疑是手术前输血导致感染艾滋病,于是向法院起诉要求医院和血液中心赔偿。

后来法院在收集证据时,了解到当年献血者也死于艾滋病。法医推断当年献血者献血时可能正处于窗口期,未能查出它感染艾滋病。

急救技术

危重症患者是指病情严重,随时有生命危险的患者。这些患者通常患有多脏器功能不全,病情重而且复杂,病情变化快,随时会有生命危险,故需要严密的、连续的病情观察和全面的监护与治疗。对危重症患者的抢救是医疗、护理的重要任务之一,因此必须做好全面、充分的准备工作,并且需要常备不懈,只有这样才能在遇到急危重患者时,全力以赴,及时地进行抢救,以挽救患者的生命。

急症抢救和重症监护是抢救危重症患者的两个主要环节。急诊医学的任务及工作重点在于现场抢救、运送患者及医院内急诊三部分。重症监护主要以重症监护病房为工作场所,接收由急诊医学科和其他临床科室转来的危重症患者。

急救的最基本目的就是挽救生命,护士对临床常用急救技术掌握的程度可以直接影响到对急危重患者抢救方案的实施,以及抢救的成败。因此,护士必须掌握必要的急救知识与技能。常见的急救技术有心肺复苏、氧气吸入、吸痰、洗胃和人工呼吸器等。

心肺复苏是对由于外伤、疾病、中毒、意外低温、溺水和电击等各种原因,导致呼吸停止、心跳停搏,必须紧急采取重建和促进心脏、呼吸有效功能恢复的一系列措施。

心脏骤停时虽可出现多种临床表现,但其中以意识丧失和大动脉搏动消失这两项最为重要,故仅凭这两项就即可做出心脏骤停的判断,并立即开始实施心肺复苏。由于心肺复苏的实施要求必须分秒必争,因此,在临床工作中不能等心脏骤停的各种临床表现均出现后再行诊断。一定注意不要因听心音、测血压、做心电图而延误宝贵的抢救时间。

胸外心脏按压时按压部位要准确,用力合适,以防止胸骨、肋骨骨折。严禁按压胸骨角、剑突下及左右胸部。按压力度要适中,过轻达不到效果,过重易造成肋骨骨折、血气胸,甚至肝脾破裂。为避免心脏按压时呕吐物逆流至气管,患者头部应适当放低并略偏向一侧。

人工呼吸器是进行人工呼吸最有效的方法之一,可通过人工或机械装置,通气,对无呼吸患者进行强迫通气,对通气障碍的患者进行辅助呼吸,达到增加通气量,改善换气功能,减轻呼吸肌做功的目的。常用于各种原因所致的呼吸停止或呼吸衰竭的抢救及麻醉期间的呼吸管理。

在创建三级甲等医院时,医院对全院员工(包括外包的保安、保洁等)每年进行心肺复苏常规培训。

一天,医院一名保安在常规巡查时发现一名患者晕倒在楼梯间,保安立即按照心肺复苏培训的流程判断患者的意识和呼吸、大动脉搏动。保安立即通过步话机进行呼救,同时按照心肺复苏的标准操作进行抢救,后来医生、护士赶到现场积极参与抢救,患者转危为安,保安及时采取心肺复苏,为患者的救治赢得了宝贵的时间。

氧是生命活动所必需的物质,如果组织得不到足够的氧或不能充分利用氧,组织的代谢、功能甚至形态结构都可能发生异常改变,这一过程称为缺氧。氧气疗法指通过给氧,提高动脉氧分压和动脉血氧饱和度,增加动脉血氧含量,纠正各种原因造成的缺氧状态,促进组织新陈代谢,维持机体生命活动的一种治疗方法。

当氧浓度高于60%、持续时间超过24小时,可出现氧疗副作用。常见的副作用有:氧中毒、肺不张、呼吸道分泌物干燥、晶状体后纤维组织增生、呼吸抑制等。预防措施是避免长时间、高浓度氧疗,经常做血气分析,动态观察氧疗的治疗效果。

吸痰法指经口、鼻腔、人工气道将呼吸道的分泌物吸出,以保持呼吸道通畅,预防吸入性肺炎、肺不张、窒息等并发症的一种方法。临床上主要用于年老体弱、危重、昏迷、麻醉未清醒前等各种原因引起的不能有效咳嗽、排痰者。

洗胃是将胃管插入患者胃内,反复注入和吸出一定量的溶液,以冲洗并排出胃内容物,减轻或避免吸收中毒的胃灌洗方法。洗胃过程中应随时观察患者的面色,生命体征,意识,瞳孔变化,口、鼻腔黏膜情况及口中气味等。洗胃并发症包括急性胃扩张、胃穿孔、大量低渗液洗胃致水中毒、水及电解质紊乱、酸碱平衡失调、昏迷患者误吸或过量胃内液体反流致窒息、迷走神经兴奋致反射性心脏骤停,及时观察并做好相应的急救措施,并做好记录。

在对危重症患者进行抢救的过程中,由于各种因素的影响,会导致患者产生极大的心理压力。这些因素包括:病情危重而产生对死亡的恐惧;突然在短时间内丧失对周围环境和个人身体功能的控制,完全依赖于他人;不断地进行身体检查,甚至触及身体隐私部位;突然置于一个完全陌生的环境;治疗仪器和设备产生的声音、影像、灯光等对患者的刺激;因气管插管和呼吸机治疗而引起的沟通障碍等。患者的家属也会因为自己所爱的人的生命受到威胁而经历一系列心理应激反应。

我曾在一家医院的重症监护室查房,突然被人从身后用手紧紧抓住,吓了我一大跳!我转过头一看,是一位50多岁的中年女性,我赶紧问道:"您干什么?"这时她虚弱的声音说道:"医生,赶紧让我离开这个恐怖的地方!"

通过向医生、护士询问,了解到这是一个心肌梗死的患者。我站在患者的床旁仔细询问怎么回事。患者告诉我:"我每天躺在这里感觉很害怕!这里的病人好像和'死人'差不了多少,白天、晚上我都不敢闭上眼睛睡觉。"

与重症监护室的科主任沟通了患者的情况后,感觉到患者待在重症监护室的心理压力。邀请心内科医生会诊后,将患者转回心内科普通病房。

护士对危重症患者进行抢救和其他治疗处置时,应当表现出对患者的关心、同情和尊重。在进行任何操作前向患者做简单、清晰的解释,操作时应娴熟认真、一丝不苟,给患者充分的信赖感和安全感。保证与患者有效沟通,对因人工气道或呼吸机治疗而出现语言沟通障碍者,应与患者建立其他有效的沟通方式,保证与患者有效沟通。鼓励患者表达他的感受,并让患者了解自己的病情和治疗情况。

鼓励患者参与自我护理活动和治疗方法的选择。尽可能多地采取"治疗性触摸"。这种触摸可以引起患者的注意,传递关心、支持或接收的信息给患者,可以帮助患者指明疼痛部位。鼓励患者家属及亲友探视患者,与患者沟通,向患者传递爱、关心与支持。减少环境因素刺激,病室光线宜柔和,夜间减低灯光亮度,使患者有昼夜差别感,防止睡眠被剥夺。病室内保持安静,尽量降低各种机器发出的噪声,护士在行走、说话、操作、关门时应降低声音。在病室内适当的位置悬挂时钟,让患者有明确的时间概念。

特殊治疗

麻醉和手术(包括外科手术、腔镜手术、介入手术、内镜检查及治疗等)是比较常见的诊断和治疗手段,同时对患者来讲也存在较大的风险,对身体有伤害,甚至可能危及生命。手术无论大小对躯体都是一种创伤,接受手术的患者无疑会产生各种各样的心理反应,这些心理反应反过来又会影响手术的效果,特别是手术后的康复。因此,应了解手术患者的心理特点,采取相应的心理干预措施,消除或减轻患者的负性心理,使患者顺利渡过手术难关,取得最佳手术效果。

麻醉和手术主要是由医生进行操作，护士起的是协助和配合的作用。由于医生的注意力和精力都集中在操作上，无暇顾及患者的病情变化和心理反应，护士在病情观察和心理支持方面应当发挥重要的作用。

手术前由于患者对手术的相关知识缺乏了解，对手术能否成功的信心不足，害怕手术疼痛，甚至死亡等，可以引起一些明显的心理应激反应，会感到焦虑、担忧和恐惧，影响了患者的饮食和睡眠。手术必须要经患者或家属同意后才能进行，因此要签订手术知情同意书，此过程可以使部分患者陷入"趋避冲突"的矛盾心理，患者表现为既想手术又怕手术。

产妇丈夫听产科医生讲解完《手术知情同意书》后，双腿不由自主地颤抖起来，右手拿着的笔也掉到了地上，赶紧问医生："你们做这个手术有把握吗？ 医生，大人和小孩都能保住吗？"

产科医生看到这一场景也开始有点儿紧张，赶紧解释道："剖宫产手术肯定有一定的风险，我们医生有责任将这些风险告知你们。赶紧签字吧！ 不然，拖的时间长了，胎儿可能会发生宫内窘迫。"

产妇丈夫赶紧拨通了产妇母亲的电话，"医生，我签字没有问题，请您给我岳母简单地讲一下手术的风险。"产妇丈夫等医生接完电话后，立即对着电话说了一声："妈，这个字我就签了！"

手术患者出现焦虑和恐惧的主要原因是害怕躯体的创伤与疼痛，也有的患者因为听说过关于手术失败或发生事故的案例，或听说手术医生的技术水平不高，或手术中采用的麻醉方法不当等，担心手术发生意外造成患者伤残或死亡。这种心理，女性高于男性，成人高于儿童，初次住院和初次手术的患者高于住过院或动过手术的患者。

手术中患者的心理主要是对手术过程的恐惧和对生命的担忧。局部麻醉和椎管内麻醉，可以让患者始终处于清醒状态，虽然他们看不到手术的情况，但是注意力会高度集中于手术过程的各种信息上，尽力去听，去猜测，会根据实施手术的医务人员的谈话，来推测自己病情的严重程度以及手术进展顺利与否。总之，手术中的微小变化都可能影响患者的心理状况，由于医务人员的不适当言行可以对患者造成负性影响，从而导致患者产生负性心理反应，因此医务人员在手术中应该注意自己的言行。

手术后的患者，多数会先出现疾病痛苦解除后的轻松感，即手术后先出现一段积极的心理反应，然后又担心手术后的生活，出现一段消极的心理反应。许多患者渡过了手术关，脱离了生命危险后，可能进入沮丧、失望、无助、忧虑和悲伤的心理反应阶段。尤其当手术使部分生理功能丧失或容貌、身体改变时，当暂时不能生活自理、长期卧床、难以学习和工作时，以及当手术效果达不到患者的期望时，就会导致一些不良的心理反应，进而表现出易激惹、躯体不适、睡眠障碍、食欲减退等。这些心理反应均可以影响手术治疗的效果。

待产分娩是大部分女性在人生中都要经历的一个过程，是一件痛苦并快乐的事情。待产分娩过程主要是由助产士或产科医生协助产妇来完成，护士主要完成的是除生产过程的其他护理工作，例如生产前准备、母乳喂养指导、新生儿护理、心理支持、健康指导等。无痛分娩、导乐分娩、水中分娩、新生儿游泳、新生儿抚触等项目的开展也需要护士的积极参与。

每当宫缩发作时，躺在产床上的刘女士都会歇斯底里地向旁边的助产士和医生求救："医生，快救救我，痛死我了！"助产士和医生对这样的场景已经有点儿麻木了，毫不客气地回应道："生孩子哪有不痛的道理，忍着吧！"

站在产床旁边的实习护士第一次看到产妇痛苦生产的过程，赶紧将自己的手握住刘女士的前臂，安慰道："我看到你生孩子的时候，感觉真的很疼！放松一点儿好吗？"刘女士好像抓到了一根救命的稻草，嘴角露出了一丝笑容，回应道："谢谢您，妹妹！"

产前、产中、产后对于产妇及其家属来讲，可能都将面临不同的心理感受和身体的变化。产前产妇及其家属比较担心胎儿是否能够顺利、安全分娩，疼痛是否能够忍受，是顺产分娩还是剖宫产？在分娩过程中，产妇及其家属可能会担心产妇和新生儿的生命安全，新生儿身体是否健康等。产后产妇及其家属可能会担心新生儿如何喂养和照顾，产妇的生活起居等。

产妇待产分娩过程中的主要操作虽然是由助产士或产科医生来完成，但是产后及其家属会面临很多的生理、心理和社会的问题，需要护士仔细去观察和分析，帮助产妇及其家属解决问题。

产后抑郁症是女性精神障碍中最为常见的一种类型，是女性生产之后，由于性激素、社会角色及心理变化所带来的身体、情绪、心理等一系列变化。主要表现为情绪改变、自我评价降低、创造性思维受损、对生活缺乏信心等，严重者甚至绝望，出现自杀或杀婴倾向。产后抑郁症的发病率在15%—30%。产后抑郁症通常在产后2周内发病，可在3—6个月自行恢复，但严重的也可持续1—2年，再次妊娠则有20%—30%的复发率。产后抑郁症不仅影响产妇的身心健康，还对婴儿智力发育、情绪思维及行为发展等方面产生消极影响。

终末期肾脏病是慢性肾功能减退发展到一定程度或肾功能完全丧失后出现的严重的躯体疾病，给患者带来一系列的心身问题。目前，临床上治疗终末期肾病的主要方法是血液透析和肾脏移植。

慢性肾脏病患者因肾脏功能减退不得不长期接受临床检查和治疗，容易产生情绪障碍和不良反应模式。反过来,不良情绪和不良反应模式会对肾脏功能恶化起催化作用,使慢性肾功能减退陷入恶性循环。终末期肾脏病患者的心理状况对疾病的预后有重要的影响。

当慢性肾脏病发展为终末期肾脏病时,透析治疗成为此类患者的主要治疗措施。透析治疗可代替肾脏的排泄功能,但不能代替内分泌功能和代谢功能,因此,各种透析并发症严重影响着患者的生存质量。此外,透析患者由于病情重、病程长,再加上社会因素、经济因素、个人因素等多方面的影响,往往产生极其复杂的心理问题。常见的心理反应有:焦虑、抑郁、心理冲突、孤独、透析失衡综合征、透析性脑病等。

透析治疗是一种非生理性状态,患者在此阶段会产生心理不平衡,认为病情恶化的同时,又对透析本身存在恐惧,对预后失去信心,故此阶段,心理支持显得尤为重要。透析虽然可以维持患者的生命,但坚持长期透析治疗的患者仍会意识到自己的身体状况,会因为其他原因而产生一些危机,这时应该对患者的焦虑、愤怒或恐惧等不良情绪的表露充分理解和同情,鼓励患者战胜这种心理的不安和痛苦。由于疾病长期的折磨,多数患者情绪低落,压抑感较重,应多体贴和关心患者,多跟他们谈心,给予心理支持和精神鼓励,使其处于最佳心理状态,富有战胜疾病的信心。

我的一位亲戚因为强直性脊柱炎长期服用非甾体药物导致慢性肾功能不全,需要长期进行血液透析。因为长期的透析让他对生活失去了信心,放弃了自己的工作,每天都在麻将桌上消遣时间。

他的家里曾经开了一家小餐馆,原来生意还不错。后来因为他患上慢性肾功能不全进行血液透析后,街坊邻居传言他所患的病有传染性,导致他家餐馆的生意一落千丈,对这个贫困的家庭来讲是雪上加霜。

随着胃肠道造口、泌尿道造口、压疮、烧烫伤、糖尿病足、慢性溃疡、伤口感染、放射性皮炎等患者的不断增加,伤口造口护理工作已经发展成为一门独立的专业。由于患者需要治疗的过程比较长,会给患者带来经济和心理的压力。护士在对患者进行伤口处理的同时,也应该关注患者的心理、社会和营养的需求。

✤ 第9章　积极的心理支持

　　患者心理是指患者在患病或发生主观不适后伴随着诊断、治疗和护理过程中所发生一系列心理反应的一般规律。人的心理与躯体活动是一个统一体，准确把握患者的心理，对于建立良好的医患关系、提高治疗效果，全面地帮助患者疾病的治愈和功能的恢复都是不可或缺的。

　　个体患病后的心理表现具有一定的规律性。当一个人被宣布患病之后，个体从正常的社会角色进入特殊的患者角色，他们对于患病这一事实以及进入诊疗过程的现状具有趋同的心理特点，如心理反应、心理需要甚至心理冲突都有不同于正常人可归纳的规律。由于我国的医院普遍缺乏心理咨询和心理治疗的专业人员，即使有，大多是针对具有严重心理问题或精神疾病的患者，很少对一般的身体疾病为主的患者进行心理干预。因为护士每天与患者接触的时间较多，在进行护理操作时能够观察到患者的心理变化，可以给予必要的心理支持或者建议患者进行心理咨询或心理治疗。

患者的心理特点

　　心身是一个统一的整体，人的心理与生理功能是相互联系、相互影响并共同作用的。心理问题可以影响患者的躯体健康，躯体疾病也会影响个体的心理与行为。

　　患者患病以后可以表现为意识迟钝，也可能出现敏感的情况。患者的记忆力常可受到疾病应激的影响，有些患者不能准确地回忆病史，不能记住医嘱，甚至刚说过的话，刚放在身边的东西，也难以回忆起来。患者的分析判断能力也会下降，一些患者在医疗问题上往往表现出犹豫不决；也有的患者不能正确地判断身边的事物，有时其他人的正常说笑也会导致患者错误理解,引起患者厌烦、疑惑或愤怒等。

个体患病以后,都希望获得同情和支持,得到认真的诊治和护理,盼望早日康复。这种期待心理促使患者将疾病治愈或生死寄托于医术高超的医生及先进的治疗方法,幻想医疗奇迹的出现。由于疾病使患者自理能力下降,加之渴望得到周围人的帮助与关心,患者容易产生依赖心理,这对于患者接受和顺应患者角色是有益的,也是正常的心理反应。然而如果患者变得过度依赖,则可能是意志变化的一种表现,应当加以干预与指导。

在各种心理变化中,情绪变化是多数患者在患病中不同程度地体验到最常见的心理变化。由于患者负性情绪的持续是影响疾病痊愈的重要因素,因此,把握患者情绪表现的特点及干预方法十分重要。

在许多情况下,患者对消极情绪刺激的反应强度大于正常人。对患者情绪的变化,医务人员应引起足够的重视并及时处理。面对疾病对健康的威胁及疾病所带来的痛苦和其他影响,患者常常会产生一些典型的情绪反应,如焦虑、恐惧、抑郁和愤怒。

焦虑是一种对自己疾病预后和个人生命过度担心所产生的消极情绪反应,其中包括担心、紧张、不安和焦躁等情绪。引起患者焦虑的因素很多,例如疾病初期对疾病的病因、转归、预后不明确;患者希望对疾病做深入检查,但又担心会出现可怕的结果,他们反复询问病情,对诊断半信半疑,忧心忡忡;有的患者对身体有伤害的特殊检查不理解或不接受,特别是不了解某项检查的必要性、可靠性和安全性而引起焦虑;有的患者因为生病后感到事事不顺心而心烦意乱等。

完全消除患者的焦虑是很困难的,也是不必要的,关键是区分焦虑的程度。因为焦虑是患病的正常心理反应,轻度的焦虑状态可使患者关注自身,对治疗疾病及康复有益。但是高度焦虑或持续性焦虑反应则对患者的病情不利。

恐惧反应是患者认为对自己有威胁或危险的刺激存在所引起的情绪。引起恐惧的原因主要有患病的事实,害怕疼痛以及对病后的生活或工作能力的顾虑等。患者恐惧情绪与个体认知评价有关,认为对自己伤害、影响越大的因素,越是恐惧它的到来。不同年龄、性别、经历的患者,对疾病的恐惧及对治疗方法的恐惧是不同的。儿童患者的恐惧多与和父母的分离、陌生环境、疼痛相关;成人患者的恐惧多与损伤性检查、手术疼痛和预后难料、将来的生活能力等相联系。

有一家医院儿科门诊的输液和雾化治疗大厅,大大小小的孩子几十个,甚至上百个,加上每个孩子身边陪伴的一至两个家长,导致整个大厅嘈杂得像乡镇的菜市场。

医院的墙是白色的,床单是白色的,员工的工作服是白色的,医生和护士也是面无表情的。好多年龄比较小的孩子,只要一看见穿着白大褂的人从自己身边走过就哇哇大叫,害怕他们又来给自己打针、输液！哭闹声此起彼伏,同时还伴着家长的叫骂声。

医院为了改变这一现状进行了环境的改造。将等候治疗、治疗操作、输液区、雾化区进行了隔离,并且将墙的色彩进行较大的调整,装扮成"儿童乐园"。根据儿童的不同喜好添置了动画片观赏、图书阅读、玩具拼装、游戏娱乐等区域。医生、护士的服装也更加的童趣,脸上的表情更加丰富,微笑也更加甜美。

环境改变了,氛围改变了,孩子们的哭闹声也变得越来越少了,医院的治疗区域似乎变成了购物中心的儿童乐园！

人生病以后,可产生"反应性抑郁",表现为闷闷不乐、忧愁、压抑、悲观、失望、自怜甚至绝望。这类患者对周围的事物反应迟钝、冷漠,失去生活的乐趣,严重者有自杀的念头或行为。患者产生抑郁情绪,除个性因素外,主要由缺乏治疗的信心、自己认为治疗不顺利、与期望不符所致。长期严重的抑郁是对患者最严重的伤害之一。抑郁可增加医生为患者做出诊断的难度,也会降低患者的免疫功能,延缓痊愈的正常进度,还可能引起并发症;还会减少患者所获得的社会支持,妨碍患者同医务人员的合作。

愤怒情绪多发生于个体受到挫折时。患者的愤怒既是对患病本身的无奈,也见于治疗受挫或对医疗环境的不满。例如,医疗条件限制而疗效不佳、医务人员的服务态度差、技术水平低,或认为医院管理混乱等。此外,患者的愤怒也可来自医院和医疗之外的事情。

患者的心理需求

对患者而言,有物质与医疗服务的需求,但相对更重要的是满足心理需求。虽然患者的心理需求具有因人而异的特性,但也有共性规律可循,结合马斯洛提出的人的需求层次理论,患者需求同样可以分为:生理的需求、安全的需求、社交的需求、尊重的需求和自我实现的需求。

患者生病到医院治疗,同样有饮食、睡眠、排泄和活动等生理需求。患者因为疾病的原因,饮食、睡眠、排泄和活动等生理活动将不同程度地受到一定的影响。同时因为居住环境的改变或医院条件所限,患者的生理活动将面临诸多的不便,特别是很多医院更多只考虑疾病的治疗,很少关注患者的生活起居。

为了早日康复出院,恢复正常生活和工作,每一个患者都把安全感视为主要需求,这也是患者求医的最终目的。患者在就诊过程中,心理活动十分复杂,对诊断、检查、治疗等行为大多心存疑虑,对药物、手术等也十分顾虑、担心、恐惧,患者的这些心理反应,应当引起医务人员的高度重视。医务人员应避免任何一个可能影响患者安全感的行为,对任何诊疗措施,都要提前与患者沟通,耐心说明解释,以减少疑虑和恐惧。

患者到医院就诊,社会角色和社会环境发生了巨大的变化,脱离原来熟悉的家庭环境、工作环境和社区环境,身边的人也从熟悉变成了陌生。患者渴望能够与家人、朋友、同事见面交流,同时也希望认识医生、护士和其他的病友。患者还更希望与医务人员建立良好的关系,从而得到医务人员的高度重视,尽快地治疗疾病,同时也得到优质的服务。

一般来说,每个患者都希望自己被认识,并得到应有的尊重。从患者心理上考虑,有些患者认为应该赢得更多尊重,特别注意保护自己的身体隐私和信息隐私。医务人员应当以高尚的医德行为、亲切和蔼的态度、高超的技术以尊重和维护患者的合法权益。因此,医务人员对待每一个患者必须亲切而有礼貌,不要直呼床号,而要称呼姓名;不要态度冷漠,而要主动热情;不要有亲有疏,而要合理公平。否则,会影响患者的治疗信心,让患者对医务人员产生不信任感。

因为疾病的原因,患者的身体功能、心理功能和社会功能都受到一定的影响和限制。绝大多数患者都希望疾病治愈、功能恢复、重返家庭、回归社会,实现自我的价值。特别是部分患者因为疾病和功能的原因不能够从事或不能完全从事原来的工作,可能就会失去经济的来源,对患者的生活和心理都会带来一定的影响。医院可以借助相关机构或社会工作者来帮助患者实现自我的价值,真正地关注患者的生理、心理和社会功能的恢复。

李女士是一位青年人,因为先天性血管畸形导致脑血管意外,左侧肢体偏瘫,在一家康复医院神经康复科进行康复训练。

她是家中的独生子女,父母亲已经退休,退休工资不高,仅能维持家中的基本开支。李女士因为生病失去了工作,靠低保收入维持生活,医疗费用大部分是从亲戚朋友处借来的。

父母希望她通过康复训练后能够生活自理,因为他们家在五楼,没有电梯,要在没有他人的帮助下上下五楼是一件比较困难的事情。母亲希望她能够自己做饭、洗衣、洗澡。

李女士私下告诉医生和护士,她希望通过康复训练以后能够找到一份养活自己的工作,这样的话父母就不会那么辛苦了!她还说,如果自己能够找到一个对象成家,哪怕不能生孩子,但后半生也会有一个温暖的依靠。

心身疾病

人是一个有机的整体,而且人与外界社会环境也处在一个整体中,人是不能脱离环境而单独存在的,随着生物—心理—社会这一现代医学模式(全人医学模式)的建立,心身医学将受到人们越来越广泛的关注。随着社会的发展,心理社会应激不断增加,心身疾病的种类逐年递增,几乎涉及全身各器官系统的疾病,而且多为慢性病,对人类健康造成了严重威胁,成为死亡率升高的主要原因,日益受到医学界的高度重视。

心身疾病或称心理生理疾病,是指心理社会因素在疾病的发生、发展、预防、治疗和预后的过程中起重要作用的躯体器质性疾病。疾病发展过程是从量变到质变的过程。从几天的反应到功能和器质性改变,可以将心身疾病分为三大类:心身反应、心身障碍和心身疾病。

心身反应是由精神刺激引起的多种躯体反应,当刺激除去,反应也就恢复。例如恐惧引起的心率加快、呼吸急促和出汗等。心身障碍是由精神刺激引起的躯体功能性改变,但没有器质性变化,例如偏头痛、心脏神经症、过度换气综合征、神经性呕吐、神经性尿频等。这类疾病属功能性改变,但亦有躯体症状和一定的病理改变。心身疾病是由精神刺激引起的躯体器质性病变,例如消化性溃疡、原发性高血压、冠心病、过敏性结肠炎和糖尿病等多种常见的躯体疾病。

心身疾病见于临床各学科,涉及个体的不同器官和系统。国外调查发现人群心身疾病的患病率为10%—60%。德国汉堡9家医院住院患者中约38.4%属于心身疾病。日本九州大学附属医院内科调查发现,门诊心身疾病患者占26.3%,可疑心身疾病患者占8.8%,合计达35.1%。美国学者临床观察发现约有60%是因为躯体不适而无实际身体疾病的人。

国内综合医院门诊心身疾病约占25%—35%,住院的心身疾病患者比例更高,内科疾病特别是心血管、消化和肿瘤等占心身疾病的79.99%。综合国内外有关心身疾病流行病学资料,临床心身疾病的发病率约为22%—35%,内科系统心身疾病比例约32.3%—35.1%,而内分泌系统中心身疾病的比例在60%以上。我国目前死于心身疾病者占70%左右,且有不断增加的趋势。

北京和睦家医院"双心"门诊由著名心血管病专家胡大一教授带领,致力于为心血管病患者提供全面、有效的诊疗。"双心"门诊拥有专业认证的临床心理咨询师,可与心血管病医师共同诊治患者,患者在咨询心血管病的同时还可获得心理辅导。

临床中,心血管病与心理疾病常常并存,这在医学专业上称之为"双心"问题,包含两层意思,一是指人体内推动血液运行的器官,即心脏;二是指思想、情感、情绪等精神心理因素。

随着医学科学的发展,医学专家发现,很多疾病的发生与精神和心理因素密不可分。心内科医生发现,心理因素与心血管病的关系尤为密切。有些"心脏病"实际上并无心脏器质性病变,而是精神或神经系统疾病出现"心脏病"症状;还有一些患者虽然心脏存在一些问题,而实际情况并不严重,但由于心理负担过重,导致了躯体的各种症状;另有一些患者的确存在严重的心脏疾病,经历介入治疗或心脏搭桥治疗或心力衰竭多次住院,心理对于疾病的承受力很低,恐惧心理严重,导致病情加剧。

"双心"门诊是心血管病诊疗模式的创举,由著名心血管病专家胡大一教授提议并倡导,通常的模式是由一位心血管病医生和一位临床心理医生共同为心血管病患者提供医疗咨询服务。在咨询过程中,两位医生强强联手,既重视解决患者的身体问题,又关心患者的心理健康,明显提高了治疗效果。

心身疾病的诊断,既不同于躯体疾病的诊断,也区别于精神疾病的诊断。它应该在寻找躯体疾病的同时,也要寻找心理社会因素在躯体疾病发生、发展、防治和预后中的作用。心身疾病的诊断需要对个体的躯体症状与心理状态进行全面综合性评估,并在评估过程中充分考虑两者的关系。因此,心身疾病的诊断程序涵盖收集病史、体格检查、心理评估、心理生理检查、心理负荷试验和心理社会评估。

听取主诉和现病史,这一步骤与临床各种采集病史的方法相同,临床各科医生已经相对熟悉,但对心身疾病患者而言,一般都有较强的神经症倾向。因此,医生在听取患者的病情经过和症状时,要尽可能查明起病的原因,尤其是关于心理方面的原因,并及时记录和整理这些资料。医生在听取患者叙述时,对患者的表情(焦虑、痛苦、忧郁、严肃等)、言语(话多话少、声大声小、说话快慢等)、态度(随便、拘束、敏感、亲昵等)以及其他特殊情况,也要予以记录。

心身疾病史与一般躯体疾病史相比较,对个人经历的询问和回顾应该更加深入。因此,在询问时,应从心理学的角度出发,深入细致地了解患者的心理发展过程,即从出生到现在,其教育、就业、婚姻、人际关系和生活经历等,逐一进行探询,这样才能全面了解和分析其幼年的心理矛盾和体验、亲子关系、生活环境中的冲突,以及它们与目前心身症状之间的关系,弄清患者的心理社会紧张刺激对心身症状的作用。

心身疾病的发病与心理社会因素的关系极为密切,因此对心理社会因素进行评估也有利于心身疾病的诊断。关于心理社会因素的评估主要包括以下几个方面:就诊前一年中的应激水平,主要是指对应激性生活事件的评估和调查;应对能力和社会支持状况的评估;人格类型;目前的心理状态。

心身疾病与一般的躯体疾病都有躯体症状,且躯体症状为明确的器质性病理过程或已知的病理生理过程,所不同的是在病因上。心身疾病的特点是心理社会因素在疾病的发生、发展、防治和预后上起重要作用,而一般躯体疾病没有这些特征。心身疾病、神经症及精神疾病的发病均与心理社会因素有关,但心身疾病表现有明确的躯体症状,累及的通常是在自主神经支配下的器官系统,而神经症和精神疾病则没有器质性病变,只表现为功能障碍。故诊断心身疾病既注意区分躯体疾病,也要排除神经症和精神疾病。

尽管临床各科医生在诊断躯体疾病的过程中,都进行了详细的主诉和现病史的采集以及辅助检查。但心身疾病患者有时症状与体征并不符合,有些患者甚至会表现一些精神症状,这就需要精神科医生进行会诊,从心身联系的角度去分析其心理因素对躯体疾病的影响。同时,应对患者进行精神科疾病的诊断和鉴别诊断。

心理评估

心理评估是依据心理学的理论和方法对人的心理品质及水平所做出的鉴定。所谓的心理品质包括心理过程和人格特征等内容,如情绪状态、记忆、智力、性格等。

在医学心理学中有时用"心理诊断"的概念。"诊断"一词是医学常用的一个术语,其目的是要对病人的病情做出性质和程度的判定。心理诊断则是要对有心理问题或心理障碍的人做出心理方面的判断和鉴别。显然,心理评估与心理诊断的概念在某些方面是一致的,但心理评估的范畴比心理诊断更广泛。

无论是心身疾病还是由理化和生物学因素引起的躯体疾病,患者在患病前及发病过程中都存在不同程度的心理问题或心理障碍,对这些问题的把握及了解对于心理支持工作是至关重要的,也是预防和治疗心身疾病的一个重要方面。心理评估对于维护和促进健康人群也是有帮助的。首先,了解不同个体的心理特征可借助于心理评估的方法,这样才能有的放矢地对不同人群进行心理卫生方面的指导;其次,对于一些不健康行为的研究和评估以及对个体心理方面的影响也需要借助心理评估的方法,这对于改变一些人的不良健康行为、促进他们保持自身的心理健康有很大作用。

心理评估的目的不同,其一般程序也有所区别。但无非是根据评估的目的收集资料,对资料和信息进行加工处理,最后做出判断这样一个过程。以临床心理评估为例,它与医学诊断的过程十分相似,包括:

要确定来访者或提出评估要求的人首要的问题是什么,进而确定评估目的。如果了解学习困难的原因就需要鉴别学生的智力水平或人格特征;在临床进行心理咨询时首先也要对来访者做出有无心理障碍的判定。

详细了解被评估者的当前心理问题;问题的起因及发展;可能的影响因素;被评估者早年的生活经历、家庭背景,以及当前的适应、人际关系等。这与临床病历的书写包括主诉、现病史、既往史、家族史等内容很相似。当然关注的中心是心理问题,所涉及的内容也更广泛。在这一过程中,主要应用心理评估的调查法、观察法和会谈法。

对于一些特殊问题、重点问题的深入了解和评估类似于临床诊断过程中的辅助检查。除进一步应用上述方法外,还主要借助于心理测验的方法。将前面所收集的资料进行分析、处理。要写出评估报告、得出结论,并对当事人及有关人员进行解释,以确定下一步对问题处理的目标。

心理评估常用的方法是心理测验，尽管心理测验有用且有效，但在实践过程中却不能滥用。因为心理测验是一种比较严谨的技术手段，它从理论的提出、工具的制定，都要经过大量反复的论证和修订，到最后实际应用时，也要不断修订常模和验证效度。有权使用心理测验的人，应具有一定的心理学知识，并经过专项测验工具的使用培训。心理测验不是娱乐的游戏手段，也不同于一般的生理学的测量方法，因为它涉及人的更高级的心理功能，使用时稍有不慎，都会产生不良后果。因此在心理测验时，应坚持下述原则：

因为心理测验是一种数量化手段，因此标准化原则必须坚持。测量应采用公认的标准化的工具，施测方法要严格根据测验指导手册的规定执行，这是提高测验结果的信度和效度的可靠保证。

关于心理测验的内容、答案及记分方法只有做此项工作的有关人员才能掌握，不允许随意扩散，更不允许在出版物上公开发表，否则必然会影响测验结果的真实性。保密原则的另一方面是对受试者测验结果的保护，这涉及个人隐私权。

心理测验的结果只是测出来的内容，所以对结果作出评价时要遵循客观性的原则，也就是对结果的解释要符合受试者的实际情况。此外，还要注意不要以一两次心理测验的结果来下结论，尤其是对年龄小的儿童做智力发育障碍的诊断时更要注意。在做结果评价时应结合受试者的生活经历、家庭、社会环境以及通过会谈、观察法所获得的各种资料全面考虑。

心理测验根据其功能、测量方法，以及测验材料的性质等主要被分为两大类。一是根据测验功能分类：智力测验、人格测验、神经心理学测验、评定量表等；二是根据测验方法分类：问卷法、左右法、投射法等。

抑郁自评量表（SDS）由 Zung 于 1965 年编制。量表包含 20 个项目，采用四级评分方式，该量表使用方法简单，能相当直观地反映患者抑郁的主观感受及严重程度。使用者也不需要经过特殊训练。目前多用于门诊患者的初筛、情绪状态评定及调查、科研等。

评分标准：每项问题后有 1—4 分四级评分选择。大多数问题为正向评分：1 分，很少有该项症状；2 分，有时有该项症状；3 分，大部分时间有该项症状；4 分，绝大部分时间有该项症状。但问题 2、5、6、11、12、14、16、17、18、20 为反向评分题，按 4—1 分计算。由被试者按照量表说明进行自我评定，依次回答每个问题。

总分：将所有问题的得分相加，即得到总分，如果总分超过 41 分可考虑筛查阳性，即可能有抑郁存在，需要进一步检查。抑郁严重指数=总分/80。指数范围为 0.25—1.0，指数越高，反映的抑郁程度越重。

Zung 抑郁自评量表（SDS）

1.我觉得闷闷不乐,情绪低沉	1 2 3 4
2.我觉得一天中早晨最好	4 3 2 1
3.我一阵阵哭出来或觉得想哭	1 2 3 4
4.我晚上睡眠不好	1 2 3 4
5.我吃得跟平常一样多	4 3 2 1
6.我与异性密切接触时和以往一样感到愉快	4 3 2 1
7.我发觉我的体重在下降	1 2 3 4
8.我有便秘的苦恼	1 2 3 4
9.我心跳比平时快	1 2 3 4
10.我无缘无故地感到疲乏	1 2 3 4
11.我的头脑与平常一样清楚	4 3 2 1
12.我觉得经常做的事件并没有困难	4 3 2 1
13.我觉得不安而平静不下来	1 2 3 4
14.我对将来抱有希望	4 3 2 1
15.我比平常容易生气激动	1 2 3 4
16.我觉得做出决定是容易的	4 3 2 1
17.我觉得自己是个有用的人,有人需要我	4 3 2 1
18.我的生活过得很有意思	4 3 2 1
19.我认为我死了别人会生活得好些	1 2 3 4
20.平常感兴趣的事我仍然照样感兴趣	4 3 2 1

焦虑自评量表(SAS)由Zung于1971年编制,由20个与焦虑症状有关的项目组成。用于反映有无焦虑症状及其严重程度。适用于焦虑症状的成人,也用于流行病学调查。

评分标准:每项问题后有1—4分四级评分选择。大多数问题为正向评分:1分,很少有该项症状;2分,有时有该项症状;3分,大部分时间有该项症状;4分,绝大部分时间有该项症状。但问题5、9、13、17、19为反向评分题,按4—1分计分。由被试者按量表说明进行自我评定,依次回答每个问题。

总分:将所有问题的评分相加,即得到总分。如果总分超过40分可考虑筛查阳性,即可能有焦虑症状,需要进一步检查。分数越高,反映的焦虑程度越重。

Zung焦虑自评量表(SAS)

1. 我感到比往常更加过敏和焦虑   1 2 3 4

2. 我无缘无故感到担心   1 2 3 4

3. 我容易心烦意乱或感到恐慌   1 2 3 4

4. 我感到我的身体好像被分成几块,支离破碎   1 2 3 4

5. 我感到事事顺利,不会有倒霉的事情发生   4 3 2 1

6. 我的四肢抖动和震颤   1 2 3 4

7. 我因头痛、颈痛和背痛而烦恼   1 2 3 4

8. 我感到无力且容易疲劳   1 2 3 4

9. 我感到很平衡,能安静坐下来   4 3 2 1

10. 我感到我的心跳较快   1 2 3 4

11. 我因阵阵的眩晕而不舒服   1 2 3 4

12. 我有阵阵要晕倒的感觉   1 2 3 4

13. 我呼吸时进气和出气都不费力   4 3 2 1

14. 我的手指和脚趾感到麻木和刺痛   1 2 3 4

15. 我因胃痛和消化不良而苦恼   1 2 3 4

16. 我必须时常排尿   1 2 3 4

17. 我的手总是温暖而干燥   4 3 2 1

18. 我觉得脸发烫发红   1 2 3 4

19. 我容易入睡,晚上休息很好   4 3 2 1

20. 我做噩梦   1 2 3 4

心理干预

心理干预是医学心理学的重要手段之一,其目的是根据一定的科学原理,采取特定的程序,进行情绪和环境干预,以缓冲压力事件,增强个人应对与统合能力,帮助人们增加健康,消除或缓解各种心理障碍和心理烦恼。

躯体疾病患者伴有心理问题,心身疾病患者、心理障碍患者或精神疾病患者到普通医院的门诊就诊和住院治疗,医务人员一定要尽早发现患者的心理或精神问题,避免延误患者的病情或发生其他意外。由于护理人员与患者接触的时间较长,需要学习和掌握相关的护理心理学知识,对患者及其家属进行必要的心理支持或建议其进行心理咨询或心理治疗。

一般认为心理干预的主要方法是心理治疗与心理咨询,但随着医学心理学的发展,心理干预的内涵和范围也在不断变化和扩展。一方面,心理干预是各种心理学干预手段的总称,包括心理治疗、心理咨询、心理康复和心理危机干预等;另一方面,随着社会生活的发展和对心理服务需求的增长,心理干预的思想、策略和对象越来越社会化,逐步深入到文化传播、公共卫生、预防保健、疾病控制领域,甚至成为制定公共卫生政策的重要内容。

研究表明,在处理各种心理问题和躯体健康问题方面,各种干预方式都具有同等的重要性,很多心理问题实际上需要多种层面的综合性干预。综合性干预措施在减少心脏疾病危险因素上有着明显的作用,干预内容包括低脂饮食、有氧训练、应激管理训练、戒烟、集体心理治疗等。结果表明,与对照组相比,干预组负性情绪和冠心病的症状有了明显改善,说明心理干预计划在身心两方面都产生了积极的效应。

心理咨询是指受过专业训练的咨询者依据心理学理论和技术,通过与来访者建立良好的咨询关系,帮助其认识自己,克服心理困扰,充分发挥个人的潜能,促进其健康成长的过程。

心理咨询的对象主要是有现实问题或心理困扰的正常人,着重处理一般的情绪不快、人际关系问题、职业选择和教育求学的问题、恋爱婚姻问题、子女教育方面的问题等。心理咨询主要遵循发展与教育的模式,侧重于对来访者的支持、启发、教育和指导。

心理治疗是心理干预的重要手段之一,其应用的对象主要是那些已经发生心理障碍的患者,例如神经症、性变态、人格障碍、心身疾病及康复中的精神病人等。心理治疗与临床上的内科或精神科的药物治疗一样都是常用的治疗手段,所不同的是内科或精神科依靠药物干预人体的病理生理过程取得疗效,而心理治疗的工具主要是语言。

心理治疗是由受过专业训练的治疗者,在一定的心理治疗程序和设置中通过与病人的不断交流,在构成密切的治疗关系的基础上,运用心理治疗的有关理论和技术,使其产生心理、行为甚至是生理的变化,促进人格的发展和成熟,消除或缓解心身症状的心理干预过程。

随着疾病谱的变化和生物—心理—社会医学模式的发展,心理咨询和心理治疗将变得日益重要,会被更广泛地应用到医疗领域的各个方面。一百多年前,弗洛伊德说过的一番意味深长的话,大意是"现代的医生不能仅从解剖、物理和化学的观点来理解病人和疾病,不能漏掉心灵深层的东西,只有从深层心理的角度进行研究和理解才能达到对人和疾病认识的高峰……"。正是由于弗洛伊德精神分析疗法以及其他心理疗法的出现,才使得在医学发展过程中,医生能够在药物治疗之外多一种选择,患者也第一次有机会在治疗时面对自己的心灵。

巴林特小组是非精神/心理医生学习医患沟通技巧,以及一般性心理支持技术的有效途径。巴林特小组由匈牙利精神分析学家米歇尔·巴林特20世纪五六十年代创立,是一种以小组讨论的形式对医生进行临床督导的过程。

巴林特小组强调"以患者为中心"，倡导人文关怀，坚持心身合一。在督导过程中注重不断启发医生应用"生理—心理—社会"医学模式的眼光去理解疾病的发生、发展，并重新思考医患关系及其对自身和患者治疗的影响。通过巴林特小组的训练可以显著提高医务人员实践心身医学的基本技能，提高医疗服务质量，同时在改善医患关系，以及降低医务人员心理应激方面也有重要的价值。

医务人员针对患者与当前疾病有关的情绪、认知、行为和人际关系问题，有意识地进行解说、劝导、安慰、鼓励、承诺，使患者增强信心，改变对医疗环境、程序、措施、后果的错误认知或不良情绪反应，增加对医务人员的信任和依从性。

医务人员与患者沟通交流过程中，除了语言交流外，还有非语言交流。非语言交流有时候起到的作用比语言交流的作用还要大。非语言交流的途径包括：面部表情、眼神接触、语音语调、肢体动作等。

面部表情是反映人的情绪状态自然特性的最重要部分，是一种普遍使用的语言，比其他任何部位的表达都要丰富。在医患沟通交流中，从面部表情获得的信息量将近一半，通过面部表情所传递的情绪反应信息往往决定着交流的进程及方向。

眼神接触在心理支持中具有重要作用。人们相互之间的信息交流常常以眼神交流为起点，同时眼神交流也是传递信息的重要手段。眼睛是心灵的窗户，眼神是心灵的语言，在与患者沟通交流过程中一定要注意与患者的眼神交流。

语音语调包括音质、音量、音调和语言节奏的变化等是语言表达的一部分。语音语调既表现出患者的个性特征和语言表达方式，也反映出患者当时的心情和情绪状态。在整个沟通交流过程中，医务人员要仔细留意患者讲话的声音特征，特别注意把握声音特征的突然改变。只有声音的突然改变，才能显示患者内心的秘密，提供真实的、有效的信息。因此，医务人员应对患者声音特征的突然改变保持高度的敏感性。

肢体动作主要包括站姿、坐姿、走姿、手势、点头或摇头等。肢体动作能够很好地反映出患者的情绪、思想和情感。医务人员在观察患者肢体动作时，应当将患者所有的非语言行为结合起来分析和理解，判断患者需要真正表达的含义和意图。

✤ 第10章　合理的膳食指导

　　食物是人类赖以生存的物质基础,合理的饮食及均衡的营养是维持健康的基本条件之一,不合理的饮食不利于健康。合理的饮食对于维持及促进机体健康有非常重要的作用。

　　营养素是维持生命活动的重要物质基础,对人体的发育起着决定性作用。某些营养素的缺乏可影响患者的身心生长发育。蛋白质是构成机体的重要成分;糖类参与构成神经组织;脂类参与构成细胞膜;维生素参与合成酶和辅酶;钙、磷是构成骨骼的主要成分。碳水化合物、蛋白质、脂肪在体内氧化可提供能量,供给机体进行各种生命活动。神经系统、内分泌系统及各种酶类共同调节人体的活动,这些调节系统也是由各种营养素构成的。另外,适量的蛋白质及矿物质中的各种离子对维持机体内环境的稳定也具有重要的调节作用。

　　某些营养素的过多、过少或饮食不当都可能损害健康,并影响某些疾病的发生和发展。食物单调或短缺可造成营养缺乏性疾病,如缺铁性贫血、佝偻病等。营养过剩可造成某些营养失调性疾病,如肥胖、心脑血管疾病、恶性肿瘤等。饮食不当,例如食品处理不当、食品搁置过久、生熟食品交叉污染、暴饮暴食等均可引起一些食源性疾病,如胃肠炎、胰腺炎等。不卫生的饮食或食入有毒食物时可引起食物中毒。某些人对特定食物还可发生过敏反应。

　　人们可通过平衡饮食、合理摄入营养物质来减少与膳食有关的疾病。在日常生活中应做到:食物要多样,饥饱要适当,油脂要适量,粗细要搭配,食盐要限量,甜食要少吃,饮酒要节制,不要吸烟,三餐要合理,运动与饮食要平衡。为了帮助人们合理搭配日常膳食,美国最早于1992年设计了一个"食物指导金字塔",我国也根据中国居民膳食的特点提出了中国居民的"平衡膳食宝塔"。

一般说到"长寿"，大家很容易想到的是日本，认为日本是世界上人均寿命最长的国家。但是根据2015年的统计数据，全球人均预期寿命最长的国家（或地区）其实是中国香港。2015年，香港人均预期寿命83.74岁，其中男性80.91岁，女性86.58岁，无论男女都名列世界第一。

香港人长寿有一个重要的因素就是饮食习惯。内地人多喜欢炒菜，甚至油炸等烹调方式，而在香港经常是用水蒸煮，再稍放些盐，这样可以使食物的营养尽量被保留。香港人还喜欢吃海鲜，也多爱清蒸做法。

香港人吃云吞面时，会配上一小盘腐乳菠菜，用腐乳代替盐等调味料拌菠菜，也很科学，一来保证了咸度，二来吃腐乳对心脏也有好处。

2013年，香港卫生署将4月定为"开心'果'月"，旨在鼓励市民养成每天吃水果的习惯，促进身体健康。科学研究的证据显示，进食适量的水果和蔬菜能减低患上心脏病、中风和某些癌症等慢性疾病的机会。

香港卫生署建议市民养成每天进食两份或以上水果的习惯，以降低患上慢性疾病的概率，6岁以下儿童水果进食量可减半。（一份水果约为半个中等大小的苹果、梨。）

人体患病时常伴有不同程度的代谢变化，需要特定的饮食及营养来辅助治疗疾病，促进患者康复。疾病和创伤可引起代谢的改变、热能的过度消耗以及某些特定营养素的损伤。若能及时、合理地调整营养素的摄入，补充足够的营养，则可使机体内糖原分解、蛋白质消耗减少，从而提高人体的抵抗力，促进机体创伤组织的修复及疾病的痊愈。

特定的饮食能够辅助诊断或治疗某些疾病，促进疾病的痊愈。特定的饮食可作为辅助诊断方法，如隐血试验饮食可辅助诊断怀疑有消化道出血的疾病。对某些疾病，饮食治疗已经成为重要的治疗手段之一。控制热量可使肥胖患者体重减轻；增加营养可以纠正营养不良。调整食物组成，减少某种营养素的摄入量可以减轻特定脏器的负荷，如肾衰时控制盐的摄入可减轻肾脏的负担。控制某些营养成分的摄取可以控制疾病的发展，如1型糖尿病、高血压等。某些情况下需要特殊的饮食营养支持，如胃肠内营养、胃肠外营养。根据疾病的病理生理特点，相应的饮食治疗方案和特定的饮食配方，可以增强机体抵抗力，促进组织修复和恢复代谢功能。

饮食营养评估

对患者饮食状况的评估可以明确患者是否存在影响营养状况的饮食问题。首先，注意评估患者的用餐时间、频次、方式和是否规律等；其次，注意评估患者摄入食物的种类、数量及相互比例是否适宜,是否易被人体消化吸收;再次,注意评估患者食欲是否有改变,若有改变,注意分析原因;最后,应注意评估患者是否服用药物、营养品、保健品等并注意其种类、数量、服用时间,有无食物过敏史、特殊喜好,有无咀嚼不便、口腔疾患等可影响患者饮食状况的因素。

通过对患者的外貌、皮肤、毛发、指甲、骨骼和肌肉等方面的评估可初步确定患者的营养状况。人体测量通过对人体有关部位的长度、宽度、厚度及围度的测量,以达到根据个体的生长发育情况了解其营养状况的目的。临床上最常用的是测量身高、体重、皮褶厚度和上臂围。

身高和体重是综合反映生长发育及营养状况的最重要的指标。由于身高、体重除受营养因素的影响外,还受遗传、种族等多方面因素的影响,因此评价营养状况时需要测量身高、体重并用测得的数值与人体的正常值进行比较。测量出患者的身高、体重后,按公式计算出标准体重,并计算实测体重占标准体重的百分数。百分数在±10%之内为正常范围,增加10%—20%为超重,超过20%为肥胖,减少10%—20%为消瘦,低于20%为明显消瘦。

标准体重的计算公式:(我国常用的标准体重的计算公式为Broca公式的改良公式)

男性:标准体重(kg)=身高(cm)−105

女性:标准体重(kg)=身高(cm)−105−2.5

实测体重占标准体重的百分数计算公式:

(实测体重−标准体重)÷标准体重×100%

近年来还采用体重和身高的比例来衡量体重是否正常,称为体重指数(BMI),即体重(kg)/[身高(m)]²的比值。按照中国营养学会的标准,BMI≥28为肥胖,28>BMI≥24为超重,BMI<18.5为消瘦。

皮褶厚度,又称皮下脂肪厚度,反映身体的脂肪含量,对判断消瘦或肥胖有重要意义。常用测量部位有:肱三头肌部,即右上臂肩峰与尺骨鹰嘴连线中点处;肩胛下部,即右肩胛下角;腹部,即距肚脐左侧1 cm处。测量时选用准确的皮褶计,测定3次取平均值。肱三头肌皮褶厚度最常用,其正常参考值为:男性12.5 mm,女性16.5 mm。所测数据可与同龄的正常值相比较,较正常值少35%—40%为重度消耗,25%—34%为中度消耗,24%以下为轻度消耗。

上臂围是测量上臂中点位置的周长。可反映肌蛋白储存和消耗程度,是快速而简单的评价指标,也可反映热能代谢的情况。我国男性上臂围平均为27.5 cm。测量值>90%为营养正常,80%—90%为轻度营养不良,<60%为严重营养不良。

生化检验可以测定人体内各种营养素水平,是评价人体营养状况比较客观的指标,可以早期发现亚临床营养不足。免疫功能测定可了解人体的免疫功能状况,间接反映机体营养状况。生化指标检测常用方法有检测血、尿中某些营养素或排泄物中的代谢产物的含量,如血、尿、粪常规检验,血清蛋白、血清转铁蛋白、血脂、血清钙的测定,电解质、pH等的测定,亦可进行营养素耐量试验或负荷试验,或根据体内其他生化物质的检查间接推测营养素水平等。目前常用的检查包括血清蛋白质水平、氮平衡试验及免疫功能测定。

一般饮食护理

患者入院后,由主管医生根据患者的病情开出饮食医嘱,确定患者所需的饮食种类。护士根据医嘱要告知患者及其家属准备餐食或通知医院营养餐厅分发食物。我国的医务人员普遍缺乏膳食营养方面的专业知识,通过医生、护士对患者营养的初步评估以后,必要时可邀请膳食营养师进行专业的评估。

由于饮食习惯不同、缺乏营养知识,患者可能对于医生下达的饮食医嘱不能理解,甚至是难以接受。护士应根据患者平时的饮食习惯和所需的饮食种类对患者及其家属进行解释和指导,说明意义,明确可选用和不宜选用的食物及进餐次数等,取得患者的配合。饮食指导时应尽量符合患者的饮食习惯,使用替代的调味品或佐料,以使患者适应饮食习惯的改变。良好的膳食指导能使患者愿意遵循饮食计划。

患者的一般饮食包括普通饮食、软质饮食、半流质饮食和流质饮食等四种。普通饮食适用于消化功能正常,无饮食限制,体温正常,病情较轻或恢复期的患者。普通饮食为一般饮食都可以选用。

软质饮食主要适用于消化功能稍差,咀嚼不方便,低热,消化道术后恢复期患者。软质饮食一般包括软饭,面条,切碎煮熟的蔬菜、肉类等。

半流质饮食一般适用于口腔及消化道疾病,中等发热,身体虚弱,手术创伤较大的患者等。半流质饮食可选的食物包括泥状、末状、粥、面糊、羹等。

流质饮食主要适用于严重的口腔疾患、各种大手术后、急性消化道疾病、高热、病情危重、全身情况衰竭等患者。流质饮食可选的食物包括乳类、豆浆、米汤、稀藕粉、菜汁、果汁等。

治疗饮食是指在基本饮食的基础上,适当调节热能和营养素,以达到治疗或辅助治疗的目的,从而促进患者的康复。

高热量饮食主要用于热能消耗较高的患者,如甲状腺功能亢进、结核、大面积烧伤、肝炎、胆道疾病、消瘦及产妇等。一般在基本饮食的基础上加餐2次,可进食牛奶、豆浆、鸡蛋、藕粉、蛋糕、巧克力及甜食等。总热量约为3000千卡/天。

高蛋白饮食一般适用于高代谢性疾病,如烧伤、结核、恶性肿瘤、贫血、甲状腺功能亢进、大手术后等,低蛋白血症患者,孕妇、产妇等。高蛋白饮食主要包括肉类、蛋类、奶制品、豆制品等。供给量为1.5—2.0 g/(d.kg),总蛋白不超过120 g/d。总热量为2500—3000千卡/天。

低蛋白饮食主要针对限制蛋白摄入患者,如急性肾炎、尿毒症、肝性脑病等患者。低蛋白饮食应多补充蔬菜和含糖量高的食物,以维持正常热量。成人饮食中的蛋白质含量不超过40 g/d,视病情可减至20—30 g/d。

低脂肪饮食主要用于肝胆胰疾病、高脂血症、动脉硬化、高血压、冠心病等患者。低脂肪饮食宜清淡、少油,禁用肥肉、蛋黄、动物脑等;高脂血症及动脉硬化患者不必限制植物油(椰子油除外);脂肪含量少于50 g/d,肝胆胰疾病患者少于40 g/d,尤其应限制动物脂肪的摄入。

低胆固醇饮食主要针对高胆固醇血症、高脂血症、动脉硬化、高血压、冠心病等患者。低胆固醇饮食要求胆固醇摄入量少于300 mg/d,禁用或少用含胆固醇高的食物,如动物内脏、动物脑、鱼子、蛋黄、肥肉、动物油等。

低盐饮食用于心脏病、急慢性肾炎、肝硬化腹水、重度高血压但水肿较轻的患者等。低盐饮食要求每日食盐量<2 g,不包括食物内自然存在的氯化钠。禁用腌制食品,如咸菜、皮蛋、火腿、香肠、咸肉、虾米等。

高纤维素饮食一般用于便秘、肥胖症、高脂血症、糖尿病等患者,高纤维素饮食中应多含食物纤维,如韭菜、芹菜、卷心菜、粗粮、豆类、竹笋等。

舒适的进食环境可使患者心情愉快,增强食欲。患者进食的环境应以清洁、整齐、空气清新、气氛轻松愉快为原则。进食前暂停非紧急的治疗及护理工作。

收拾整理床上及床边不需要的物品,去除不良气味、避免不良视觉影响,如饭前半小时开窗通风等,防止病室内残留不良气味影响食欲。多人共同进餐可促进患者的食欲。如果条件允许,应鼓励患者在病区餐厅集体进餐,或鼓励同病室患者共同进餐。

我国已经有部分医院建有医疗街,医疗街中有一个重要的组成部分就是餐饮。为患者提供餐食的地方由病人食堂改为餐厅,由原来偏僻的地方搬到了门诊或住院的一楼或负一楼,原来定时开放的经营模式调整为全天候开放,以前简陋的就餐环境也变得时尚和舒适,医院不再鼓励送餐到病房,鼓励患者和家属到公共餐厅就餐。

还有部分医院根据患者病情恢复的需要和饮食习惯的需求,可以提前预订个性化的餐食。如果患者、家属和探视者需要聚餐,医院也可以提供相应的服务。有的医院还专门为糖尿病、高血压、冠心病、孕产妇等特殊人群提供特殊的饮食服务。少部分医院餐厅还提供特殊患者人群餐饮制作的免费培训。

进餐前,如果患者感觉舒适会有利于患者进餐。因此,在进餐前,护士应协助患者做好相应的准备工作。例如,疼痛患者给予适当的镇痛措施;高热者给予降温;敷料包扎固定过紧、过松者给予适当调节;因固定特定姿势引起疲劳时,应帮助患者更换卧位或给予相应部位的按摩;对焦虑、抑郁者给予心理支持;条件许可者,可允许家属陪伴患者进餐。

协助患者洗手及清洁口腔,对病情严重且生活不能自理的患者给予口腔护理,促进食欲;如果患者病情允许,可协助患者下床进食;不便下床者,可协助其坐位或半坐位,并于病床上摆放就餐板;卧床进食患者可协助侧卧位或仰卧位(头转向一侧)并给予适当支托。征得患者同意后将餐巾围于患者胸前,以保持衣服和被单的清洁,并使患者做好进食准备。

患者进食期间,护士应加强巡视,同时鼓励或协助患者进食。护士可以及时地、有针对性地解答患者在饮食方面的问题,逐渐纠正其不良饮食习惯。鼓励患者自行进食,并将食物、餐具等放在患者容易取到的位置,必要时护士应给予协助。经护士评估,对于不能自行进食者,应根据患者的进食习惯如进食的顺序与方法等耐心喂食,每次喂食的量及速度可按患者的情况和要求而定,不要催促患者,以便于其咀嚼和吞咽。进食的温度要适宜,防止烫伤。饭和菜、固体和液体食物应轮流喂食。进流质饮食者,可用吸管吸吮。

对双目失明或眼睛被遮盖的患者,除遵守上述喂食要求外,还应告诉患者喂食的内容以增加其进食的兴趣。若患者要求自己进食,可按时钟平面放置食物,并告知方向、食物名称,利于患者按顺序摄取,如6点钟位放饭,12点钟位放汤,3点钟位及9点钟位放菜等。

护士在巡视患者进食时应该及时处理进食过程中遇见的特殊问题,例如恶心、呕吐、呛咳等。若患者在进食过程中出现恶心,可让其暂停进食并鼓励其做深呼吸。

若患者发生呕吐,应及时给予帮助。将患者头偏向一侧,防止呕吐物进入气管内;给患者提供盛呕吐物的容器;尽快清除呕吐物并及时更换被污染的衣服、被子等;开窗通风,去除室内的不良气味;帮助患者漱口或给予口腔护理,以去除口腔异味;询问患者是否愿意继续进食,对不愿意继续进食者,可帮助其保存好剩下的食物待其愿意进食时再给予;观察呕吐物的性质、颜色、量和气味等,并做好记录。

应告知患者在进食过程中要细嚼慢咽,不要边进食边说话,以免发生呛咳。若患者发生呛咳,应帮助患者拍背;若异物进入喉部,应及时在腹部剑突下、肚脐上用手向上、向下推挤数次,促使异物排出,防止窒息。

患者进食完成后,应当及时撤去餐具,清理食物残渣,整理床单,督促或协助患者饭后洗手、漱口或为患者做口腔护理,以保持餐后的清洁和舒适。餐后根据需要做好记录,如进食的种类、数量、患者进食时和进食后的反应等,以评价患者的进食是否满足营养需求。对于暂需进食或延迟进食的患者应做好交接班。

特殊饮食护理

对于病情危重、存在消化道功能障碍、不能经口或不愿经口进食的患者,为保证营养素的摄取、消化、吸收,维持细胞的代谢、保持组织器官的结构与功能,调控免疫、内分泌等功能并修复组织,促进康复,临床上常根据患者的不同情况采用不同的特殊饮食护理,包括胃肠内营养和胃肠外营养。

胃肠内营养是采用口服或管饲等方式经胃肠道提供能量及营养素的支持方法。根据所提供营养食品的不同,可以分为要素饮食、非要素饮食等。要素饮食主要可用管饲的方法供给患者。管饲是将导管插入患者的胃肠道,给患者提供必需的食物、营养液、水及药物的方法,是临床上提供或补充营养极为重要的方法之一。根据导管插入的途径,可分为口胃管、鼻胃管、鼻肠管、胃造瘘管、空肠造瘘管等。

胃肠外营养是按照患者的需要,通过周围静脉或中心静脉输入患者所需的全部能量及营养素,包括氨基酸、脂肪、各种维生素、电解质和微量元素等一种营养支持的方法。

对于各种原因引起的不能从胃肠道摄入营养、胃肠道需要充分休息、消化吸收障碍以及存在超高代谢等患者,保证热量及营养素的摄入,从而维持机体的新陈代谢,促进患者康复。

使用禁忌证:胃肠道功能正常,能够获得足够的营养;估计应用时间不超过5天;患者伴有严重水电解质紊乱、酸碱平衡失调、凝血功能紊乱或休克时应暂缓使用,使内环境稳定后再考虑胃肠外营养;已进入临终期、不可逆昏迷等患者不宜应用胃肠外营养。

在患者应用胃肠外营养的过程中,可能发生的并发症有:在中心静脉置管时,可因患者体位不当、穿刺方向不正确等引起气胸、皮下气肿、血肿甚至神经损伤。若穿破静脉及胸膜,可发生血胸或脓胸。在输注过程中,若大量空气进入输注管可发生空气栓塞,甚至死亡;若置管时无菌操作不严格、营养液污染以及导管长期留置可引起穿刺部位感染、导管性脓毒血症等感染性并发症,长期肠外营养也可发生肠源性感染;长期肠外营养也可以引起肠黏膜萎缩、胆汁淤积等并发症。

✤ 第11章 有效的患者教育

健康是人的基本权利,是人类社会经济发展的基础。世界卫生组织将实现"人人享有健康保健"作为长期的重要战略目标。为了实现这个战略目标,世界卫生组织要求各国政府根据本国的国情制定长期的健康政策,而健康教育是各国政府健康政策中的重要内容。

1954年,世界卫生组织在《健康教育专家委员会报告》中指出,健康教育和一般教育一样,关系到人们知识、态度和行为的改变。一般来说,健康教育致力于引导人们养成有益于健康的行为,使之达到最佳状态。健康教育是一种连接健康知识和行为之间的教育过程。1988年,第十三届世界健康教育大会提出,健康教育是研究传播保健知识和技能,影响个体和群体行为,预防疾病,消除危险因素,促进健康的一门学科。

2016年8月26日,中共中央、国务院审议通过并颁布《"健康中国2030"规划纲要》,健康中国行动(2019—2030年)是2019年6月底前由国家卫生健康委员会负责制定的发展战略。2019年7月9日,国务院成立健康中国行动推进委员会,负责统筹推进《健康中国行动(2019—2030年)》组织实施、监测和考核相关工作。

《健康中国行动(2019—2030年)》围绕疾病预防和健康促进两大核心,提出将开展15个重大专项行动,促进以治病为中心向以人民健康为中心转变,努力使群众不生病、少生病。专项行动包括:健康知识普及、控烟、心理健康促进、心脑血管疾病防治、癌症防治等。

患者教育是指医务人员对患者及其家属及时进行有关疾病与健康的知识、态度及技能的教育,从而影响患者的行为,达到患者及其家属参与和配合治疗、维持或促进健康的目标。

患者及其家属的教育是一种重要的健康教育内容，对患者及其家属有效的健康教育，有助于他们更好地理解并参与医疗服务过程和做出充分告知的医疗服务决策。医院内许多不同岗位的员工比如医生、护士、临床药师、康复治疗师、膳食营养师、心理咨询师等，都要致力于对患者及其家属的教育。

患者和家属的教育开始于患者进入医院，并贯穿于整个住院期间直至出院后。因为有许许多多的员工要帮助提供患者及其家属的教育，所以相互之间的协作和共同关注患者的教育需求是非常重要的。至关重要的是，这些信息应该在多专业医疗服务团队成员之间共享，每位成员都要清楚地知道给患者和家属提供了哪些教育，哪些教育需求需要继续强化，哪些教育还没有提供。

我曾经在美国的一家医院参访时，发现每位患者床尾一侧的墙上都有一块医患沟通白板，上面有负责诊治患者疾病的主诊医生、责任护士、康复治疗师等，还有不同专业医务人员对患者及其家属进行的医患沟通事宜和健康教育内容。每天患者及其家属应该完成的事情和注意事项，并且还可以将自己需要解决的问题书写在白板上。

这样一块可视化的医患沟通白板，有利于医务人员之间对患者及其家属沟通和健康教育信息的共享，同时也有利于提醒患者及其家属随时关注需要了解的知识和内容，对于医患之间的合作和患者的遵医行为都是非常有利的。

护士在患者和家属的教育全过程中，是一个非常重要的协调角色。护士每天与患者和家属接触的时间是最长的，对于患者的病情、健康状况、知识文化程度、遵医行为、参与程度都比较了解。护士对医生、药师、康复治疗师、膳食营养师、心理咨询师的专业知识、工作时间、配合方式等也比较了解。护士应当协调其他专业的医务人员来制订患者及其家属的教育计划，并及时评估教育的效果，并对其进行调整和修改，最大限度地保证对患者及其家属教育的有效性。

患者教育评估

护士应当关注患者及其家属在做出医疗服务决策、参与医疗服务过程及出院后继续治疗等方面所需的具体知识和技能。对患者及其家属的教育，不同于医患之间简单的信息交流，通过对患者及其家属的教育，使他们对疾病和健康的知识、态度和行为能得到一定程度的改变，这样更有利于患者疾病的恢复和健康的促进。

为了解每位患者及其家属的教育需求，应建立一个评估流程来明确已计划的手术类型、其他有创操作和治疗以及相应的护理需求、出院后继续医疗服务的需求等。通过评估，能使医务人员制订教育计划并提供必要的教育。

医务人员向患者和家属提供教育，以支持医疗服务过程中的决策。提供教育作为获得治疗(如手术和麻醉)知情同意流程的组成部分，应被记录于病历中。另外，当患者或家属直接参与提供医疗服务(如更换敷料、给患者喂食、给药和给予治疗)时，他们需要接受相关的教育。

患者教育评估除了评估患者及其家属的教育需求之外，还需要评估患者及其家属的学习意愿和学习能力。确定患者知识和技能方面的长处和不足，并应用这些信息制订相应的教育计划。患者方面有很多变量决定患者和家属是否愿意学习以及是否有能力学习。医务人员制订患者教育计划前，必须评估以下内容：患者和家属的文化水平，包括医疗保健知识、教育水平、语言种类等；情感障碍和动机；生理和认知的局限性。

小夏是一位4岁的孤独症患儿，父亲是一位公司高管，平时工作比较忙，母亲曾经是一位优秀的人民教师。为了帮助自己的孩子康复训练，母亲放弃了自己喜爱的职业，全身心地投入到照顾孩子和训练孩子的生活中来。

每天到医院进行康复训练前，小夏的母亲都会将孩子在家中继续康复训练的情况用文字、图片和视频的方式发给康复治疗师，并且会将孩子每个细小的变化会记录下来。每一周会邀请主管医生和康复治疗师与孩子分享所取得的成绩。

在每一次康复训练的过程中，小夏的母亲都会认真地记录康复治疗的训练方法和过程，任何有疑问的地方都会向康复治疗师询问。当康复训练结束以后，征询康复治疗师应当完成哪些家庭作业，并且与孩子一起协商达成一致意见。

小夏通过半年时间的康复训练以后，取得了比其他孩子更好的康复效果。小夏的母亲还经常与医生、护士和其他孩子的家长分享自己在孩子康复训练过程中所做的一点一滴，有时候还会与大家交流一下目前国内和国际治疗孤独症最新的研究成果和康复训练方法。

同时，医务人员还需要评估患者和家属对学习医疗保健知识的心理和情绪准备，可以帮助医务人员确认何时做教育、做什么教育。医务人员通常需要了解下面的问题：患者目前的情绪状态适合学习哪些方面的知识；对疾病或残疾的适应阶段；患者的心理成熟度是否适应这方面的学习；患者过去的经历是否有助于理解所教授的知识或技能；评估患者和家属所关注的内容和学习的目标。

评估患者是否愿意学习比较重要。当患者意识到自己应该要学的知识与已掌握的知识之间存在差距时,才会有学习的动力。因此,教育患者前,必须了解患者对所学知识持何种态度,认为有用或是浪费时间。影响患者是否愿意学习的因素,还包括健康信仰、社会经济文化背景、宗教信仰等。

医务人员还需要评估达到患者及其家属教育所需要的时间、参加人员、教学环境、教学资源、教学资料及设备(如小册子、幻灯片、投影仪)等。患者及其家属的教育人员在提供教育前,应对自己的准备情况进行评估。如课程设置是否符合患者及其家属的要求、计划是否周全、备课是否充分、对象是否了解、教具是否齐全等,以指导自己做好充分的准备。

患者教育计划

医务人员要做好患者及其家属的教育工作。首先是要深入了解患者及其家属所关心的问题,其次是医务人员认为对患者疾病治疗和功能恢复有帮助的问题,最后是综合患者及其家属和医务人员共同关心的问题。

患者生病住院所关心的问题主要有:我是否没事? 接下来会发生什么事? 是否将造成我工作的损失? 我是否将被炒鱿鱼? 我的家属很焦虑吗? 谁会告诉他/她我将会如何? 这些医生知道他们将做些什么事吗? 我的医生知道我的状况,但其他的医生呢? 在手术后我是否会很痛? 这里有许多的医务人员,谁是真正负责我的医务人员? 患者住院期间还有很多担心和害怕的事情:害怕疼痛、害怕疾病不能痊愈、害怕瘢痕或畸形、害怕成为家人的负担、害怕昂贵的医疗费用、害怕死亡等。

我在医院实习时,有一个老年患者给我留下了深刻的印象。当年除了政府机构、事业单位、工厂企业有公费医疗外,广大农村老百姓和城镇居民都是自费医疗。绝大部分经济条件差的农村老百姓都是小病熬、大病拖。

一位农村的老大爷,以前主要从事石匠工作。生病住院以后被诊断为慢性支气管炎、阻塞性肺气肿、肺心病、心衰等。医生下了病危通知书,给予24小时持续吸氧及心电监护。

第二天老大爷的病情有所好转,得知每天持续吸氧和心电监护费用上百元,强烈要求医生给他停掉。主任查房时,问老大爷这样一句话:"大爷,请问您是要钱,还是要命?"老大爷很干脆地回答道:"我宁愿自己死去,也不愿给孩子们留下债务。"当时我听完老大爷的回答后非常无可奈何。

患者和家属的教育开始于患者进入医院,并贯穿整个住院期间直至出院。患者来到医院不但要治疗疾病,还要进行功能恢复,最终的目的是回归家庭和融入社会。患者虽然在医院治疗后出院,但是患者的治疗过程可能还没有结束,患者在住院治疗的过程中,医务人员就要思考患者回家以后如何确保疾病的继续治疗,直至身体功能、心理功能、社会功能等完全恢复。

患者出院计划很重要的是对于患者实际问题和潜在问题的评估,必须在患者出院以前做好。通常出院计划和患者教育密不可分,患者及其家属将被教导生活的技巧和承担健康照顾的工作。

患者出院以前的教育非常重要。因为患者从医院离开后,就没有专业的人员对其病情进行专业的观察,一旦患者病情发生突然变化或者有意外情况的发生,可能对患者健康有危害,甚至对生命有威胁。患者出院以后是否能够遵照医务人员的医嘱继续进行药物治疗、功能训练、调整生活方式等? 能否定期回到医院随访复查? 出现紧急情况以后,如何与医院或其他机构取得联系? 如何寻求快速、正确的医疗救助?

医务人员制订患者及其家属教育计划时,应当考虑患者教育内容的优先顺序。患者最急需的是什么? 什么是患者已经知道的? 什么行为是患者可以执行的? 什么是尚未满足患者的学习需求? 什么会威胁患者的生命?

当患者学习负荷过重,如觉得学习材料和活动内容有难度或无法成功地完成所有的行为,这些都会让患者觉得无力,有挫败感和依赖性。目前我国的医疗现状是医务人员每天工作量较大,为了符合卫生行政主管部门的要求、医院的管理制度、规避自身的风险和责任,需要患者及其家属签订很多的知情同意告知书,这些知情同意书多半是格式条款和专业术语,缺乏真正意义上的医患沟通和患者教育。

对于患者及其家属的教育,应当遵循先急后缓、少量多次、通俗易懂、保持一致、过程连贯的原则。当患者到达医院治疗时,我们应当了解患者及其家属首先想了解的健康教育知识,而非我们千篇一律的、既定程序的患者教育。在对患者及其家属进行教育时,还应当遵循少量多次的方式,患者教育的最终目的是患者及其家属能够理解,并且能够主动积极地参与。通俗易懂也是一条重要的原则,患者教育的关键不是医务人员讲得有多么好、多么专业,而是患者及其家属能听得明白,并且能够付诸行动。

患者教育保持一致和过程连贯这两点原则是最难做到的,我国目前绝大多数医院的绝大多数医务人员对患者及其家属进行教育时都缺乏系统思考、团队协作和个性化教育。医生之间、护士之间、不同专业的医务人员之间对患者及其家属的教育,缺乏相互之间的沟通和协调,经常出现教育的内容相互矛盾、冲突,标准要求不一致,时间、动作要领不相同等。如果在患者住院治疗期间患者的家属和陪护不是同一个人时,医务人员经常会假定他们知道以前教育的知识和内容,很少会对重新加入的家属和陪护进行再次教育。

我曾经在一家大型的民营专科医院培训过,他们的患者教育和医患沟通基本实现了标准化和规范化,有部分患者和家属在刚入院时还认为医院的医务人员有点儿像"传销",每一位医务人员对病情的解释和宣教几乎都是相同的。

后来我对医院的患者教育和医患沟通进行了深入的了解。医院专门组织专家团队首先分析了患者及其家属在入院时、住院中、出院前这三个不同的阶段最希望了解的相关知识,其次查阅了目前国际和国内的专业书籍,并找到标准的答案,再次将标准答案转换为普通患者及其家属通俗易懂的语言,最后结合当地老百姓的实际情况编写了近3万字的标准手册。

新员工进入医院后,首先进行一个月的新员工培训,其中一项主要的内容就是患者教育和医患沟通的标准化理论培训、情景模拟、实战训练和考核验收。新员工进入临床工作后,还会专门安排骨干员工进行带教工作,充分保证新员工能够熟练地运用患者教育和医患沟通,使患者教育和医患沟通保持一致,且过程连贯。

患者教育最终的目标是患者行为的改变,患者教育一定要确保有效性。很多时候,医务人员对患者及其家属进行了教育,但是没有达到预期的目标,这样的患者教育是无效的,这种现象在临床实践中比较普遍。患者教育是一个影响患者行为的过程,不能只给予信息。有效的患者教育必须直接可以达到完成行为改变的目标。

患者因为疾病和治疗的原因需要卧床休息,患者卧床休息会导致坠积性肺炎、下肢静脉血栓形成、泌尿系感染、压疮等并发症。预防坠积性肺炎比较有效的方法是有效咳嗽,正确的方法是:患者先进行深而缓慢的腹式呼吸,深吸气并屏气,然后缩唇,缓慢呼气,在深吸一口气后屏气3—5秒,从胸腔进行2—3次短促有力的咳嗽,张口咳出痰液,咳嗽时收缩腹肌。部分患者如果没有学会有效咳嗽的方法,可能就是从喉部发出咳嗽的声音,而无法将肺部的痰液咳出,这时候对患者的教育就属于无效的。

患者教育实施

患者教育主要包括入院教育、术前教育、术后教育、出院教育等,具体可根据《患者教育清单》实施。患者及家属如何进行知情同意;如何参与医疗过程和医疗决策;药物治疗的效果、安全性、副作用及药物之间的相互作用、药物与食物之间的相互作用;疼痛管理、饮食和营养、康复技能、辅助器具安全正确使用;让患者及家属积极参与医疗决策和过程,配合治疗。

患者入院教育主要包括:办公护士自我介绍;医院及病区环境介绍;医院相关制度;科主任、护士长的相关信息;管床医生、责任护士的相关信息;呼叫系统使用方法;病房及公共设施使用方法;患者用餐事项;临床路径患者版;腕带使用的注意事项;配合使用各种护理标识的意义;告知患者准备住院期间必备的生活用品等。

患者术前教育主要包括:手术的目的及意义;心理护理;术前各项常规准备的配合要点及注意事项;术中配合要点及注意事项;术后转ICU的注意事项及必备用品等。

患者术后教育主要包括:术后饮食指导;术后饮水的必要性;术后卧床休息的必要性;术后床上排便的必要性;术后肢体活动的必要性;术后如何预防卧床并发症的发生;术后何时下床活动;术后伤口及疼痛的观察等。

患者出院教育主要包括:生活方式及行为指导;饮食指导;用药指导;功能锻炼指导;自觉症状对策指导;随访方式指导等。

患者教育的方式根据方法的不同可以分为:口头教育、书面教育、视频教育、网络教育等。口头教育是应用最多、最广的一种形式,使用大众化的通俗语言,形象化的比喻,配合具体案例,运用口头语言、身体语言来进行。在教育过程中要尽量避免使用医学专业术语。存在语言障碍时要聘请翻译人员帮助。

书面教育主要包括医院简介、科室简介、医务人员简介、各种疾病的宣传手册、不同诊疗时段的相关教育资料(例如入院教育、术前术后教育、出院教育等)、防跌倒坠床手册、感染控制宣传等。书面教育材料要及时更新,避免内容陈旧过时,版面设计落后。

视频教育包括医院电视教育、视频、多媒体课件等。网络教育包括医院网站患者教育网页,患者及其家属可随时上网,可随时查阅预防、保健、临床、康复等方面的知识。

中国台湾有一家医院根据患者住院治疗的不同阶段,每天从早上起床到晚上睡觉的不同时间,专门制作了情景模拟和动画短片,每位患者的床头都有一个独立的电视屏幕,患者可以根据自己的时间和需求任意选择需要学习的内容。

患者在学习完相关的健康教育知识后,还会去完成一些相关的测试,根据测试结果会获取相应的积分,当患者在住院期间获取一定的积分后,可以在医院的餐厅、超市等地方兑换相应的礼品。

患者教育方式根据对象的不同可以分为:个别教育、团队学习和伙伴教育等。个别教育的方式主要是医务人员与一名患者及其家属进行单独的沟通交流,好处在于针对患者的具体情况可以进行个性化的教育,不足在于缺乏与其他患者进行分享交流。团队学习的方式主要是指医务人员与一群疾病相同或者相似的患者及其家属进行互动交流,优势在于患者相互之间的互动和支持,缺点是教育时间安排不容易,且对医务人员的要求较高。伙伴教育的方式主要是指由疾病相同或相似的治疗成功的患者或者正在治疗的患者,与其他患者一起分享疾病治疗中的感受和体会,好处在于同病相怜,有共同的心理体验,容易产生共鸣,不足在于教育的方式、内容和效果不能被医务人员所控制。

何裕民教授是一名癌症治疗专家,创造了独特的伙伴教育模式即"圆桌诊疗"。"圆桌诊疗"要求所有患者,围着大圆桌排排坐,何裕明教授挨次问诊并解答、指导,圆桌中的患者都可以提问,相互间也可窃窃私语、相互交流。这一形式还真管用。

因为何裕民教授的患者中80%—90%是老患者,其中50%—60%是康复了3—5年的,活得挺好的。还没等到看病,新患者就会潜移默化地"接受"老患者的心理指导。"您这病不用担心,我来的时候比您更糟,比您更灰心""一段时间治疗下来,您看,我不是恢复得很好吗?""我已经5年了""我已经8年了"……而且经过10多年的圆桌诊疗,病人相互间还交上了许多好朋友,相互鼓励、相互倾诉、相互支持。

圆桌,成了一个特殊的学校。有不少患者这样和何裕民教授说:"两三周来坐一坐,相互聊一聊,回去心情就好多了,至少心里能坦荡10多天。"

患者教育效果

患者教育是让患者及其家属主动参与疾病诊断、治疗决策、康复训练、生活方式改变等,最终的目标是治愈疾病、功能恢复、回归家庭、融入社会,获得身体健康、心理健康、社会健康、精神健康和道德健康。患者教育是否达到预期的目标就需要进行不同阶段的评估,有效的患者教育才能真正地保证患者疾病的治愈和健康的恢复。

患者教育的效果评估可以参照培训行业经常使用的柯氏评估模型来实施。其主要分为四个层级:第一个层级是患者及其家属对现场效果的反应;第二个层级是患者及其家属对学习知识的掌握;第三个层级是患者及其家属接受教育后的行为改变;第四个层级是患者及其家属接受教育后的疾病好转或治愈。

第一个层级是患者教育实施中患者及其家属对现场效果的反应。患者及其家属是否喜欢患者教育的方式、内容、人员、工具、环境等?患者及其家属的现场反应可以通过观察他们的参与程度、积极性、主动性及情绪反应等,初步判断他们对患者教育是否感兴趣、是否认为患者教育对他们有所帮助。如果需要明确、具体地了解患者及其家属对患者教育的效果评价,可以采取问卷调查和单独访谈的形式来了解。

第二个层级是患者及其家属对学习知识的掌握。确定患者及其家属在学习结束时,是否在知识、技能、态度等方面得到了提高。实际上需要回答一个问题:"患者学到东西了吗?"这一阶段的评估要求通过对患者及其家属参加教育前和教育结束后知识、技能测试的结果进行比较,以了解他们是否学习到新的东西。同时也是对患者教育设计中设定的患者教育目标进行核对。这一评估的结果也可体现出医务人员对患者的教育是否有效。

第三个层级是患者及其家属接受教育后的行为改变。医务人员可以对患者及其家属进行正式的测评或采取非正式的方式,如观察。总之,要回答一个问题:"患者使用了他们所学到的知识、技能了吗?"尽管,这一阶段的评估数据较难获得,但意义重大。只有患者及其家属真正将所学的东西应用到工作中,才达到了患者教育的目的。只有这样,才能为开展新的患者教育打下基础。需要注意的是,因这一阶段的评估只有在患者及其家属实际运用后才能实施,这需要与患者有密切接触的医务人员来进行评估。

第四个层级是患者及其家属接受教育后的疾病好转或治愈,即患者的整体自我照顾和健康管理。患者来到医院的最终目标是治疗疾病、功能恢复、回归家庭、融入社会,真正地达到身体健康、心理健康、社会健康、精神健康和道德健康的目标。患者离开医院后自我照顾和健康管理如何,更多需要患者及其家属的自我记录和评价。

第3部分
全面康复理念

✤ 绪论

　　战争给人类带来了巨大的灾难,同时也推动了急救医学和康复医学的发展。第一次和第二次世界大战导致了无数的人成了伤残人士,为了改善这些有障碍对象的活动,提高他们的生活自理能力、生存质量,一门新的、跨学科的专业应运而生,这就是康复医学。

　　我国1949年后成立了一些荣军疗养院、荣军康复院,制定了革命伤残军人的定级、抚恤和优待政策。开办了盲、聋哑学校,残疾人工厂及福利院。综合医院成立了物理治疗科(简称理疗科)、针灸按摩科,部分医学院校开设了物理治疗学、康复医学课程。

　　20世纪90年代末期,我在成都体育学院运动医学系学习时接触了第一门与康复有关的课程——体育康复学,在临床工作中很多骨折患者经过手法复位或手术治疗后,都需要有一段较长的时间进行功能锻炼,康复医学在功能恢复的过程中就显得尤为重要。

　　2000年初,我到第三军医大学大坪医院创伤救治中心进修,我的带组导师沈岳教授曾经在俄罗斯专门学习战创伤,对创伤康复有着深入的了解。他每天进行晨间查房时都会邀请康复医生和康复治疗师参加,共同制订患者的康复训练计划,并讨论如何制作辅助器具,患者伤后的恢复效果比较明显。

　　2005年,我在清华大学医院院长高级研修班结识了美籍华人、著名医院管理专家、骨科专家张中南教授,他带来的骨科术后的早期康复训练颠覆了我对康复的理解。术前、术中、术后采取医疗团队合作的模式,绝大多数髋膝关节置换手术的患者能够在术后24小时内下地行走活动。

　　后来,我成了医院创伤科主任,将院前急救、院内救治、重症监护、康复训练整合为团队协作模式,把急救理念、创伤理念和康复理念进行了有机的结合,在严重多发创伤患者的治疗效果、并发症预防和功能恢复等方面取得很好的效果。

康复医学是以研究功能障碍预防和治疗为导向的一门医学专科,因此,康复医学的对象包括所有不能正常发挥身体、心理和社会功能的各种疾患,如躯体、内脏、精神、心理等方面。引起功能障碍的原因是多方面的,可以是现存的或潜在的,先天性或后天性的,可逆的或不可逆的,部分的或完全的。功能障碍可以与疾病并存,也可以是疾病的后遗症。这些功能障碍问题临床医学往往难以全部解决。

第二次全国残疾人抽样调查显示,我国残疾人总数为8296万人,占全国人口总数的6.34%,涉及至少2.6亿家庭人口;其中6000万人需要康复,占残疾人总数的72.32%。

随着医疗技术的提高,各类疾病的死亡率不断下降,慢性病生存者数量明显增加。据统计,我国有2.7亿慢性病患者和1亿多慢性疼痛患者。预计至2030年,我国慢性病率将高达65.7%,其中80%的慢性病患者需要康复治疗。

此外,随着社会的发展、高科技不断向日常生活中渗透,体力活动明显减少,生活节奏进一步加快,导致亚健康群体也逐渐增加,而这一群体多发生在中青年,是家庭和社会的中流砥柱,他们是康复治疗急需关注的对象。

人口老龄化是国际性问题。身体功能障碍与年龄一般成正比,年龄越大,各种疾病或功能障碍的发生率就越高。我国已经进入人口老年化快速发展时期。2000年我国刚刚进入老龄化社会,60岁以上的老龄人口数量近1.3亿;到了2017年底,老年人口数量达到2.4亿,是目前世界唯一一个老年人口数量超过2亿的国家,占全球9.62亿人口的1/4。因此,老年人群将成为康复医学的一个住院对象。

随着医学科学的进步,康复医学必将成为医学的前沿科学。在临床上,对于许多急性病的治疗和外科手术的神奇效果常会让人感到吃惊和羡慕,但是临床上也会因为对许多亚急性、慢性疾病患者和部分特殊患者的处理办法较少、疗效较差而困惑。

康复医学的发展是人们在医学观念上的一个进步,从过去单纯生物医学模式的观点,只注意器官和系统的病理改变,主要考虑疾病的治愈,发展到对患者身体功能、心理功能和社会功能的恢复与提高,从而为患者回归家庭、融入社会打下良好的基础。

🌿 第12章　康复医学概述

三维医疗思维

医院的传统目标是二维医疗思维：救死扶伤，即抢救生命的治疗疾病，但是部分患者在生命抢救成功、疾病治愈或好转后可能存在功能的丧失或障碍，导致生活无法自理，无法重返工作岗位、参与社会活动等。三维医疗思维不仅要求要为患者抢救生命、治疗疾病，同时还要考虑患者的身体功能、心理功能和社会功能的改善和恢复。

我在从事临床医生工作期间还兼职做临床法医，鉴定工伤、交通伤残等伤残等级，在鉴定过程中曾经碰见过两位患者给我留下了深刻的印象。

一位患者是因为工伤导致右手食指完全离断伤，在临床工作的医生都知道每当遇到这种情况，患者和家属最急迫的要求就是将断指进行再植。断指再植这项手术操作目前在我国很多医院都能够完成，并且成功的概率比较大。

由于我国很多医院的手外伤治疗缺乏早期康复的理念，最后导致的结果是患者断指再植成功了，非常可惜的是伤指功能大部分或完全丧失，同时还会妨碍其他手指的功能活动。部分患者还会要求医生将再植成活的手指切除。

另外一位患者因为车祸导致左小腿严重损伤，医生在手术过程中发现胫腓骨下段毁损严重，建议进行截肢手术。患者及其家属强烈要求保留肢体，最后肢体虽然保留成功，但是左下肢短缩5厘米，患者无法行走。后来重新进行截肢手术，装上假肢后患者行走自如。

这两个案例都告诉我们这样一个道理，患者到医院不但要治疗伤病，同时还要考虑其功能的恢复，如何回归家庭和融入社会。

三维医疗思维对医务人员的传统理念是一个巨大的挑战。首先,需要临床医生、康复医生、康复治疗师对患者可能存在的功能障碍进行康复评估;其次,医疗团队还应该与患者、家属共同讨论康复治疗效果的短期目标和长期目标;最后,医生、护士和康复治疗师要共同制订达到康复治疗目标所需要的康复方案和治疗计划。

目前我国医院更多的是考虑患者疾病的治疗,很少关注患者的功能恢复,如何回归家庭和融入社会。建立三维医疗思维需要从单纯的生物医学模式转变为生理—心理—社会医学模式即全人医学模式,关注患者的身体功能、心理功能、社会功能和精神功能的改善情况。

《"健康中国2030"规划纲要》将健康中国上升为国家战略,医院不仅要关注患者的疾病诊断和治疗,更要关注广大民众的健康促进。预防、治疗和康复应该形成一个完整的医学模式,康复医学将成为我国实施健康中国战略不可缺失的一个重要环节。

制动是临床最常见的保护性治疗措施,制动主要包括主动制动和被动制动。主动制动包括肢体局部固定、卧床休息(因病情需要)等;被动制动包括昏迷、植物生存状态、截瘫、偏瘫等。

对于有严重疾病和损伤的患者,卧床休息是保证其度过伤病危重期的必要措施。但是长期的卧床或制动可增加新的功能障碍,加重残疾的风险,有时其后果较原发病和原损伤的影响更为严重,甚至损害全身多个系统的功能。因此对制动的患者在不危及生命和影响治疗效果的前提下,应提倡患者进行主动的肢体活动,心肺功能锻炼,下床站立、行走等。

老年人跌倒除了容易发生髋部骨折外,还容易导致柯氏骨折,由于老年人多有骨质疏松,所以常容易造成粉碎性骨折。柯氏骨折多采用夹板或其他材料进行外固定,因为局部制动、疼痛或者害怕活动会导致骨折移位等因素,部分老年患者不敢早期进行主动的肢体功能锻炼,最后常常导致发生冻结肩和僵硬手等并发症的出现。

在传统的二维医疗思维模式中,强调的是患者生命的安全和疾病治疗的效果,忽视制动带给患者的风险。长期制动可能导致静脉血栓形成、肺部感染、皮肤压疮、泌尿系统感染等常见的并发症,同时还会导致肌肉萎缩、骨质疏松、食欲下降、便秘、心理变化(例如焦虑、抑郁等)等。

全面康复理念

康复是指采取一系列综合性措施,消除或减轻康复服务对象(主要对象为残疾人士、老年人群、慢病患者等,次要对象为急性病患者、亚健康人群等)的身体功能、心理功能和社会功能等障碍,使其功能达到或保持在最佳水平,使康复服务对象能够生活自理、回归家庭、融入社会,提高其生存质量。

康复的综合性措施主要包括医疗康复、教育康复、职业康复、社会康复和康复工程等。康复训练相对临床治疗来讲,是一个比较漫长的过程,多以月和年来计算,甚至是终身需求。

医疗康复也称为医学康复,是全面康复的重要组成部分,是指通过医疗手段来改善或恢复康复服务对象的功能,达到康复的目的。在我国,主要分为西医康复(也称现代康复)和中医康复(也称传统康复)。西医康复主要有物理治疗、作业治疗、言语治疗、心理治疗等。中医康复主要包括针灸、推拿、刮痧、拔罐等。

教育康复是指通过教育和培训手段促进康复服务对象的功能恢复或改善。教育康复主要包括健康教育、特殊教育和普通教育等。健康教育是指康复服务对象在机构、社区或家庭接受康复专业人员传播与康复训练相关的知识。特殊教育是指残疾儿童、青少年(例如视力障碍、听力障碍、言语障碍、智力障碍等)接受的针对性的知识教育。普通教育是指残疾儿童、青少年进入普通学校学习知识。普通教育是残疾儿童、青少年融入社会的最佳方式,应当与特殊教育进行有机的结合。

自1943年美国首次报道孤独症临床个案开始,在这80多年间,美国的孤独症发生率一路攀升。而在我国,依据已有调查数据做出最保守的估计,发生率为1%。也就是说,在我国14亿人口中,至少有超过1000万的孤独症人群及其家庭,情形之严重,让人触目惊心!

我国首部《中国孤独症教育康复行业发展状况报告》自2015年出版以来,自国家到地方,我国在孤独症社会意识方面有了很大的提高。孤独症儿童的教育是特殊教育,需要全社会的关注和支持,需要有特殊教育机构和普通教育机构的支持达到让自闭症儿童完成教育康复的目标。

职业康复是指对再次就业对象或初次就业对象进行必要的职业技能训练和职业环境适应训练。初次就业是指先天性疾病、功能障碍或后天性疾病、功能障碍导致青年需要通过特殊的职业技能训练才能够获得谋生的岗位或手段。再次就业主要是成年患者因为受伤或者疾病的原因,无法适应原有的工作岗位、工作环境,需要通过必要的专业训练才能重返工作岗位。

我国的职业康复训练比较薄弱,除了部分承担工伤职业康复训练的医院或机构在开展职业康复训练外,其他医院普遍没有开展。

我国的民众心理有这样一个误区,只要某一个人患上严重疾病或严重功能障碍后,就应该在家里或医院安心养病,从此以后就过上衣来伸手、饭来张口的生活,慢慢地就真正地变成了一个"废人"。

颅脑损伤、偏瘫、截瘫、慢性肾功能不全、恶性肿瘤等患者,如果通过职业训练能够重新走向工作岗位或找到新的就业机会,对于患者的身体功能、心理功能和社会功能的恢复都有非常大的帮助。同时,也会减轻家庭和社会的负担。

先天性或后天性残疾的儿童成年以后,也需要找到一份属于自己的职业。我国在大龄儿童职业康复的训练意识和理念方面更加缺乏,很少有专门的经费和人才来从事这项工作。

社会康复是指从社会学角度依靠社会帮助和康复对象的自身力量,采取有效措施以减少和消除不利于康复对象进入社会的各种障碍,使康复对象充分参与社会生活并为社会发展做出力所能及的贡献。比如康复对象如何获得社会救助,如何获得法律援助,如何借助轮椅等辅助性器具过公路的斑马线,如何进入超市购物,如何进入公园休闲等。

康复工程是指借助现代科技为康复对象服务,主要是安装和使用假肢、辅助性器具,利用康复机器人辅助训练和改善或替代康复对象的功能。辅助性器具包括治疗性辅助器具和非治疗性辅助器具。治疗性辅助器具主要是指能够帮助康复对象恢复或改善功能。非治疗性辅助器具主要是指能够替代或补偿康复对象的功能。

部分残疾患者、老年患者、慢性病患者功能不能够完全恢复,只能依靠非治疗性辅助器具来替代或代偿部分或全部功能,可以依靠这些非治疗性辅助器具来扩大自己的生活活动和社会活动空间。

2019年5月,我到美国康复和养老机构参访学习时,一个供残疾人士使用的代步车让我脑洞大开。这个代步车的模样有点儿像我们经常看到的沙滩摩托,残疾患者或老年人只需要简单的动作就能够驾驶它上下楼梯,完全不需要他人的帮助,一下就将残疾患者或老年人的活动范围增大了。

医疗康复的发展

1988年,中国康复研究中心(也称北京博爱医院)成立,是我国康复发展史上的一个标志性事件。从无到有,从弱到强,中国康复研究中心目前拥有神经康复、脊髓损伤康复、儿童康复、骨与关节康复和传统医学康复等多个专业。

1991年,中国康复研究中心与首都医科大学联合设立了临床医学七系,开展康复医学学历教育。2000年,正式建立康复医学院,编写了我国首套康复治疗专业本科教材。学历层次涵盖本科、硕士、博士，并设立了博士后流动站。

2008年，汶川地震给四川人民带来了巨大的灾难。由于受伤人数众多，受到医疗资源限制，四川汶川大约向全国二十多个省市转移上万伤员。汶川地震给四川人民带来灾难的同时，也推动了四川以及全国医疗康复的快速发展。

我国医院目前慢性疼痛康复的普及率比较高，从大型的三级综合医院到规模较小的乡镇卫生院或社区卫生服务中心，治疗患者的总数、治疗方法的种类都是比较多的。但是，慢性疼痛康复的标准和规范是比较缺乏的，康复评估和康复训练的水平参差不齐，最后导致慢性疼痛的治疗效果不佳，且复发概率较大。

相对而言，我国医院的神经康复和儿童康复发展的速度和水平比较快。神经康复中特别是脑卒中导致的偏瘫，如果康复训练介入时间早，康复训练方法得当，康复的治疗效果是比较理想的。儿童康复中的脑瘫患儿，如果将医疗康复和教育康复能够有机地结合，康复训练的效果也是比较明显的。

随着临床学科对医疗康复概念的认同，医疗康复不断渗透到临床学科的日常工作中，并不断形成新的康复领域或亚专业。例如，重症医学科积极开展早期康复催生了重症康复；心血管内科和心脏外科积极开展床边康复催生了心脏康复的出现；妇产科关注孕产妇的康复，开创了盆底康复领域；随着肿瘤患者的生存时间的延长，肿瘤康复的发展速度也得到加快。

虽然康复学科的亚专业在近年得到蓬勃发展，但是临床医生对康复的理解还是存在一定的误区。部分临床医生还是认为患者疾病的治疗主要依靠药物和手术，康复训练只是一种辅助手段，只有在临床治疗效果不佳的时候使用。部分骨科的临床医生不愿意康复训练过早介入，担心患者在康复训练的过程中导致骨折或损伤。部分重症监护的临床医生担心重症患者进行早期康复可能危及患者的生命和影响治疗效果。

近十余年来，加速康复外科（ERAS）的理念及其路径在我国有了较为迅速的普及和应用。ERAS的临床实践表明，其理念及相关路径的实施必须以循证医学及多学科合作为基础，既要体现以加速康复为主要目的的核心理念，也要兼顾病人的基础疾病、手术类别、围手术期并发症等具体情况，更需要开展深入的临床研究以论证ERAS相关路径的安全性、可行性及必要性。

中华医学会外科学分会和麻醉学分会组织相关领域的专家，检索国内外相关文献并结合我国临床的实际情况，以循证医学为基础，以问题为导向，以多学科合作为模式，以具体术式为内涵制定本共识及路径管理指南，以期在围手术期医学层面进一步推动ERAS在我国临床实践中更为规范、有序地开展，为相关临床研究提供参考和指导。

加速康复外科理念的提出、共识达成和路径管理指南的制定都是一件非常好的事情。比较遗憾的是此共识和指南的制定只是由中华医学会外科分会和麻醉学分会参与，而中华医学会物理医学与康复医学分会缺席。康复医生、康复治疗师、康复护士没有能参与共识和指南的制定，可能更多还是倾向于疾病的治疗而非功能的恢复。

随着我国经济水平和生活水平的提高，慢性病已经成为一个严峻的社会问题，目前我国位居前列的死因分别是心脑血管疾病、恶性肿瘤、呼吸系统疾病和创伤，但是这些患者除了会在急性期死亡外，有很大部分可以存活相对较长的时间，对于存活患者生命质量的提高，康复医学将起到重要的作用。

脑血管意外也称脑卒中，主要包括脑出血、脑梗死和蛛网膜下腔出血。脑卒中是危害中老年人生命与健康的常见病，2016年全球疾病负担（GBD）数据显示，我国缺血性脑卒中患病率为1762.77/10万、出血性脑卒中患病率为406.16/10万。根据《2018中国卫生健康统计提要》，2017年，我国城市居民脑卒中死亡率为126.48/10万，农村脑卒中死亡率为157.00/10万。

近年来，随着临床诊疗水平的提高，脑卒中急性期死亡率有了大幅度下降，使得脑卒中的总患病率和致残率明显升高。为了最大限度地降低脑卒中患者的致残率，提高患者的生存质量，应在抢救生命和治疗疾病的同时，积极开展早期康复治疗。

据研究表明，在心肌梗死患者中，参加康复训练者的死亡率比不参加者低36.8%。在脑卒中存活的患者中，进行积极康复训练，可使90%的存活患者重新步行和生活自理，可使30%的患者恢复一些较轻的工作。相反，不进行康复训练，上述两方面恢复的百分率相应的只有6%和5%。在死亡率方面，康复训练组比未经康复训练组也低12%。

据统计，约有1/3癌症患者经治疗后痊愈，约1/3患者带癌生存，他们的身心功能障碍较重，生存质量较差。怎样提高特殊人群的生存质量，这是现代医学必须面临和思考的问题。癌症患者在治疗过程中、生存期内，甚至姑息治疗和临终关怀时都需要采取必要的康复手段。

我国2015年新增肿瘤病例达429万。在发病率持续上升的同时，随着肿瘤早期筛查、早期诊断的普及，以及医学治疗手段的快速发展，目前我国总体肿瘤死亡率呈下降趋势。这意味着在我国将有越来越多的肿瘤患者能够通过肿瘤综合治疗长期生存。国家癌症中心陈万青教授团队曾经发表的一项报告显示，截至2011年，我国生存期达到5年的肿瘤幸存人群达到749万。

随着医学的不断进步，多数肿瘤疾病得以有效控制甚至治愈。尽管如此，恶性肿瘤的幸存者在肿瘤诊断、治疗、康复的过程中仍然面临着许多实际困扰，包括身体功能下降、不适症状、心理困扰和经济负担等。越来越多的恶性肿瘤患者及其家属不仅希望恶性肿瘤的幸存人群的疾病本身得到控制,更希望能够获得较高的生活质量及和谐的身心。

通过调查显示,恶性肿瘤的幸存者比例较高的康复需求分别是营养需求(72%)、症状需求(65%)和心理需求(54%)。正是伴随着恶性肿瘤的幸存者日益强烈的需求,肿瘤康复服务的重要性日益凸显,相应的学科和团队应运而生,肿瘤康复服务团队是一个多学科合作的服务提供团队,包括肿瘤医生、康复医生、临床药师、专科护士、康复治疗师、心理咨询师、膳食营养师、社会工作者和志愿者等,他们的共同任务是帮助恶性肿瘤的幸存者更好地恢复功能、回归家庭和融入社会。

确诊癌症对患者而言相当于宣布死刑,缓期执行,患者轻则出现恐惧、焦虑等心理障碍,重则导致患者精神崩溃。长时间的疾病和治疗困扰,特别是治疗效果不佳、病情恶化时,患者逐渐对治疗失去信心,对自身的病情及未来悲观失望,情绪低落,出现丧失感和厌世感等抑郁心理,严重者可能出现自杀倾向。

癌症病灶或手术切除病灶均可以引起躯体与器官相应的功能障碍。另外,化疗、放疗及肿瘤的消耗,均会引起患者的体力、耐力下降,轻者不能完成日常生活活动,重者卧床不起。肿瘤的快速生长、转移病灶压迫或侵蚀神经产生癌性疼痛,轻者影响日常生活活动,重者痛不欲生。

人口老龄化已经成为一个世界性问题,我国是1999年进入人口老龄化社会,2018年我国60岁以上的人口已经达到2.5亿左右,2030年我国60岁以上的人口将达到4亿左右。失能和失智与年龄老化一般成正比,年龄越大,各种疾病和功能障碍的发生率就越高。因此,老年人群已经成为康复医学的主要服务对象。

老年人群的功能减退通常是多种因素导致的,而且康复训练可以解决多重医疗、心理和社会因素。康复训练的环境改变取决于具体情况和患者需求。门诊就诊功能减退的老年患者,可以接受以门诊为主的老年综合评估,然后再转诊社区全科医生或门诊康复治疗师。出院后,老年患者可以在康复机构或护理养老机构住院,通过家庭护理,或作为出院患者接受康复服务。

临床医学更多关注疾病的诊断和治疗,重点在于患者生命的延续和疾病的治疗效果,体现的是二维医疗思维即救命和治病。没有临床医学成功的救治,不可能有康复医学的功能改善,因此,临床医学是康复医学的基础。

康复医学更多的是关心患者的功能改善,是建立在临床成功救治患者、延续患者生命、治疗患者疾病的基础上的。因此康复的训练与临床的救治应当同时进行,康复训练的早期介入可以降低并发症的发生、减少药物的使用、加快疾病恢复速度、提高疾病治疗效果等。

康复医学与临床医学的主要区别

	服务对象	治疗方法	治疗目的
临床医学	所患疾病	主要是药物和手术	治愈疾病
康复医学	功能障碍	主要是教育和训练	回归社会

综合医院是康复训练的最佳场所。康复训练开始得越早,功能恢复的效果就越好,费时少,经济、精力耗费少。康复训练要早期介入临床,临床医生将起到关键性作用。临床医生的工作是处在一个最有利、有效的康复阶段,合格的临床医生不仅应对患者的疾病治疗效果负责,还要对患者的功能恢复负责。

临床医生既是该学科的专科医生,经过相关康复知识的学习后也可以成为该学科的专科康复医生。从专业化的程度来讲,临床医生转变为专科康复医生后可能比康复医学科的医生(也可以称为全科康复医生)做得更好,因为他们对该专业疾病的诊断、治疗、转归等更加了解,更能够清楚地预测患者未来的功能恢复状态。

全国著名医院管理专家张中南教授,同时也是一名著名的骨科专家,特别擅长膝关节置换术。他带领的管理团队和技术团队曾经在一家开业仅一年多的民营骨科医院创造了数例膝关节置换患者直接从手术室走回病房的"奇迹"。

这种手术的效果在很多骨科医生的眼里都是不可能实现的事情。其实这是骨科医生、责任护士、康复治疗师、麻醉医生等多学科医务人员协作的结果。在患者手术前采取团队评估的方式对患者的手术方式和康复方案进行详细的讨论,同时对患者及其家属进行健康教育,告知术后早期下床活动的好处,并对患者进行必要的康复训练。

手术中,骨科医生对假体放置和伤口缝合进行全面评估,明确患者术后能否完全负重。术中和术后对患者进行疼痛控制,确保患者术后下床在无痛状态下进行,同时还要评估患者术中的出血情况、生命体征、精神状态以及术后肢体活动状况,能否耐受下床活动。

患者下床行走时,骨科医生、责任护士和康复治疗师应伴随左右,随时监测患者的生命体征和询问患者是否有身体不适,如果出现生命体征不稳或身体不适,应立即终止患者下床行走。

全科康复医生全面掌握康复医学的理论并应用于实践,具有康复医学各方面的知识和经验。专科康复医生(即临床医生)通过相关康复医学知识培训后,能够掌握该专科疾病的康复知识和技能。两种康复医生应当密切合作,相互补充,更加有利于康复早期介入临床。

临床医生与康复医生要确定患者康复的适应证和禁忌证,要把握患者进行康复训练的时机。康复介入太早可能会影响患者的生命安全和治疗效果,康复介入的前提必须要保证安全和疗效。外科医生特别是骨科医生为什么不愿意康复训练介入太早,就是担心在康复训练的过程中患者发生再次骨折、脱位、骨折不愈合、出血、伤口裂开、疼痛等并发症。康复介入太晚可能会影响患者功能恢复的时间和程度。

2002年5月8日,凤凰卫视主播刘海若到英国旅游时遇上火车脱轨,经英国医院抢救后,被判定为脑死亡。北京宣武医院神经外科主任凌锋飞往伦敦会诊,并推翻了"脑死亡"的判定。经过北京宣武医院采用中西医结合康复训练的精心医治,海若逐渐恢复了健康,并于2003年重返主播岗位。

临床医生与康复医生需要康复治疗师、康复护士、患者和家属一起共同制定康复方案和康复目标(包括长期目标、中期目标和短期目标),同时还要确定患者肢体负重行走的程度(完全负重、大部分负重、部分负重和不负重)以及关节被动活动范围。在患者康复训练的过程中还需要测量患者心肺功能的耐受能力。

世界卫生组织提出康复服务方式有以下三种:机构康复、社区康复和居家康复。机构康复主要指综合医院、专科医院、康复医院、养老院和护理院等提供的康复服务。社区康复主要指社区卫生服务中心(或者社区卫生服务站)、康复诊所等提供的康复服务。居家康复也称为上门康复服务,是指专业的康复训练人员进入康复服务对象的家庭进行的康复服务。机构康复、社区康复和居家康复这三种服务并非平行,也不相互排斥,而是相辅相成,构成一个完整的康复服务体系。

✤ 第13章 患者康复评估

　　康复评估属于患者评估的范畴，医疗评估侧重于疾病诊断，护理评估侧重于健康状况，康复评估侧重于功能状态。康复评估是康复治疗的基础，没有康复评估就无法制定康复治疗方案、评价康复治疗效果。没有康复评估的康复治疗方案一定不是一个规范的治疗方案。

　　医疗评估是康复治疗的基础，也为康复治疗提供安全保障，康复评估是医疗评估的延续和深入，是取得良好的康复治疗效果的前提。康复评估的重点不是寻找疾病的病因、做出疾病的诊断，而是客观地、准确地评估功能障碍的原因、性质、部位、范围、严重程度、发展趋势、预后和转归，为制定有效的康复治疗方案打下牢固的科学基础。

康复评估方法

　　首先是信息采集，通过与患者及其家属面对面直接沟通交流，了解患者由疾病或损伤引起功能障碍的具体情况。信息采集同时也是患者及其家属与医务人员之间熟悉和建立密切关系和信任的过程。这种密切的关系也可以影响康复治疗效果，因为信任医务人员的患者依从性会更好。

　　门诊患者最常见的主诉是各种肌肉骨骼源性或神经源性疼痛、无力或步态障碍等。住院患者最常见的主诉是移动、日常生活活动、言语、心理或认知功能障碍等。

　　现病史是主诉的详细说明，是患者寻求康复治疗的目的。现病史应该包括部分或全部与主诉相关的八个方面：部位、开始时间、性质、诊疗过程、严重程度、持续时间、缓解或加重因素及相关症状和体征。详细了解患者现状和过去的功能状态是采集康复医疗现病史的重要组成部分。

其次是体格检查,主要侧重于神经系统和肌肉骨骼系统检查。在门诊和住院康复的患者中,神经系统疾病所导致的功能障碍是最常见的,包括脑卒中、多发性硬化、外周神经病、脊髓损伤、脑损伤、神经系统肿瘤和脊柱疾病。神经系统检查应该有序进行,需要反复确定是哪种类型的神经系统疾病,并且确定受影响最重和最轻的部分。

肌肉骨骼检查是确定疾病诊断的依据,也是制定康复治疗方案的基础。具体内容包括视诊、触诊、主被动关节活动度检查、关节稳定性评估、徒手肌力检查、特殊关节刺激手法及一些特殊检查。关节是肌肉骨骼系统的功能单位,全面的评估应包括相关全部结构的检查,如肌肉、韧带和关节囊。肌肉骨骼也间接反映了检查部位的协调、感觉和耐力情况。肌肉骨骼系统的体格检查和临床表现与神经系统有所重复。

再次是量表评估,是通过运用标准化的量表对患者的功能进行评估的一种方法。按照评估的方式可以分为患者自我评估量表和专业人员评估量表。按照评估的内容可以分为运动功能量表、言语功能量表、心理精神量表、日常生活活动能力量表和社会活动能力量表等五类。

最后是设备检测,指借助医疗仪器设备对患者的功能进行直接测量,通过数据的记录反映患者的功能状态。例如使用量角器测量关节活动度、通过肌电图记录周围神经的传导速度,用运动平板试验测量心电图ST段变化幅度等。

有康复需求患者的病情通常比较复杂,信息采集和体格检查往往也是一项循序渐进的工作。首先,接诊患者的是康复医生,康复医生还要根据患者目前存在的功能障碍情况要求不同专业的康复治疗师对患者功能障碍进行进一步的评估。其次,康复医生召集患者及其家属(必要时还应有其他照护者)、康复护士、物理治疗师、作业治疗师、言语治疗师、心理咨询师、膳食营养师等团队共同讨论康复治疗方案和康复治疗目标。

康复评估根据评估的不同时机分为初始评估、再次评估和终末评估。初始评估是指患者在开始门诊康复、住院康复前进行的评估。再次评估是指患者在门诊康复、住院康复期间进行的评估,根据患者的功能障碍程度和康复治疗情况来确定评估的间隔时间。终末评估是指患者门诊康复、住院康复结束治疗前进行的评估。

康复评估后制定康复治疗方案的同时要确定患者的康复目标,有利于患者康复治疗效果的评价和康复治疗方案的调整。康复目标包括长期目标和短期目标。长期目标是指康复治疗结束或出院时所期望的功能活动水平,短期目标是实现长期目标的基础和具体步骤,是实现长期目标过程中的一个又一个的阶段性目标。它通常是在康复治疗1—2周内能够解决的问题。康复目标的制定应当符合SMART(Specific, Measurable, Attainable, Relevant, Time-Bound)原则,分别是明确具体、量化衡量、能够实现、相互关联、完成时限。

小张是一位年轻教师，因为在外出旅游途中发生车祸导致颅脑损伤伴右侧肢体偏瘫，在事发地医院手术治疗后回到当地一家民营康复医院进行康复训练。

神经康复科医生、责任护士和康复治疗师在小张入院后对其进行了团队评估，并制定了初步的康复训练方案。与小张及其妻子一起召开家庭会议，讨论他们希望达到的短期目标和长期目标。

经过患者及其家属与医务人员进行深入沟通交流以后，小张的长期康复目标为在家中能够生活自理，最终希望回到学校从事行政后勤工作。神经康复科医生、责任护士和康复治疗师根据小张功能障碍评估现状，分别制定了每周、每月、半年、一年可能达到的康复目标。

康复评估内容

2001年5月22日，第54届世界卫生大会通过了新的分类方法——《国际功能、残疾与健康分类》（ICF）。该分类与《国际疾病分类》（ICD）配套使用，ICD用于确定所患疾病的种类和名称，ICF则用于确定患者的实际功能状态。ICF在康复实践中已经被纳入世界卫生组织和国际物理医学与康复医学的协作计划，即制定和实施一种国家模式，包括合适的临床数据收集工具的规定。

康复评估的内容主要包括躯体功能、认知功能、言语功能、心理功能和社会功能。躯体功能主要包括运动功能、感觉功能和心肺功能。认知功能、言语功能和心理功能共同称为脑高级神经功能。社会功能主要包括生活能力、工作能力、学习能力和娱乐能力。我国很多医院的康复医学科对患者进行康复评估时，更多只关注肢体的运动功能评估，而忽视对其他功能的评估，尤其忽视对心理功能和社会功能的评估。

运动功能评估主要包括肌力评估、肌张力评估、关节活动范围评估、步态分析、平衡与协调评估、步行与移动评估。

肌力评估是肢体运动功能检查的最基本内容之一，是肌肉骨骼系统、神经系统疾病的诊断及康复评估的基础。肌力评估的主要目的是判断肌力减弱的部位和程度，协助某些神经肌肉疾病的定位诊断，预防肌力失衡引起的损伤和畸形，评价肌力增强训练的效果。

肌力评估的适应证：下运动神经元损伤、脊髓损伤、原发性肌病、骨关节疾病等。肌力评估的禁忌证：严重疼痛、关节活动极度受限、严重的关节积液或滑膜炎、软组织损伤后刚刚愈合、骨关节不稳定、关节急性扭伤或拉伤等为绝对禁忌证；疼痛、关节活动受限、亚急性和慢性扭伤或拉伤、心血管系统疾病为相对禁忌证。

肌张力是指肌肉组织在松弛状态下的紧张度，这种紧张度来自于肌肉这种静息状态下非随意、持续、微小的收缩。异常肌张力主要包括以下几种形式：肌张力增高（主要分为痉挛和强直）、肌张力减低和肌张力障碍。

关节活动范围也称为关节活动度,是指关节活动时可达到的最大弧度,是衡量一个关节运动量的尺度,常以度数表示,是肢体运动功能检查的最基本内容之一。根据关节运动的动力来源分为主动关节活动度和被动关节活动度。通常应先测量关节的主动活动范围,后测量被动活动范围。关节的主动与被动活动范围明显不一致,提示运动系统存在问题,如肌肉瘫痪、肌腱粘连等,应分别记录。评价关节本身活动范围应以被动活动度为准。

步态分析是研究步行规律的检查方法,旨在通过生物力学、运动学和肌肉电生理等手段,揭示步态异常的关键环节和影响因素,从而指导康复评估和治疗,也有助于疾病诊断、疗效评估、机理研究等。

步态观察一般采用自然步态,观察包括前面、侧面和后面。需要注意步行节律、稳定性、流畅性、对称性、重心偏移、手臂摆动、关节姿态、患者神态与表情、辅助装置(矫形器、助行器)的作用等。

平衡功能是指身体保持一种姿势以及在运动或受到外力作用时自动调整并维持姿势的能力。人体平衡可以分为静态平衡和动态平衡。

协调功能是指人体产生平滑、准确、有控制的运动能力,应包括按照一定的方向和节奏,采用适当的力量和速度,达到准确的目标等几个方面。协调功能与平衡功能密切相关。协调功能障碍又称为共济失调,分为小脑性共济失调、基底节共济失调和脊髓后索共济失调。

感觉是人脑对直接作用于感觉器官的客观事物个别属性的反映,个别属性包括大小、形状、颜色、硬度、湿度、味道、气味、声音等。感觉功能评估可分为浅感觉检查、深感觉检查、复合感觉检查。

浅感觉检查包括痛觉、触觉和温度觉。深感觉检查包括运动觉、位置觉和震动觉。复合感觉检查包括皮肤定位觉、两点辨别觉、实体觉和体表图形觉。

心肺功能是人体吐故纳新、新陈代谢的基础,是人体运动耐力的基础。心血管和呼吸系统虽然分别属于两个生理系统,但功能上密切相关,其功能障碍的临床表现接近,康复治疗互相关联。

心肺功能评估可以确定患者运动的安全性,为患者制定运动方案提供定量依据,协助患者选择必要的临床治疗,使患者感受实际活动,去除顾虑,增强参加日常活动的信心。在进行心肺功能评估时应严格掌握适应证和禁忌证,同时还应注意安全性。

语言是以语音为物质外壳,由词汇和语法两部分组成并能表达出人类思想的符号系统。其表现形式包括口头语、书面语和姿态语。言语是指人们掌握和使用语言的活动,具有交流功能、符号功能、概括功能,即说话的能力。

语言障碍是指口语和非口语的过程中词语的应用出现障碍,表现为在形成语言的各个环节中,如听、说、读、写,单独或多个部分受损所导致的交流障碍。常见的有脑损伤和脑外伤所致的失语症。

言语障碍是指口语形成障碍,包括发音困难或不清、气流中断或言语韵律异常等导致的交流障碍。常见由脑卒中、脑外伤、脑瘫等所致的运动性构音障碍。

吞咽障碍是指由于下颌、双唇、舌、软腭、咽喉、食管等器官结构和(或)功能受损,不能安全有效地把食物输送到胃内的过程。吞咽功能障碍可能会导致体重下降,营养不良,食物误吸进入呼吸道导致吸入性肺炎,因不能经口进食、佩戴鼻饲管等原因导致心理与社交功能障碍等。

心理功能评估主要包括智力测验、人格测验和情绪测验。智力测验是一种通过测验的方式来衡量个体智力水平高低的科学方法。它是康复评估常用的测验手段之一,常用于脑卒中、脑外伤、脑瘫等脑部疾病的智力评估,并可根据测验的结果指导患者进行康复治疗。韦氏智力量表,是目前使用最广泛的智力测验量表。

人格测验是对人格特点的揭示和描述,即测量个体在一定情境下经常表现出来的典型行为和情感反应,通常包括气质或性格类型的特点、情绪状态、人际关系、动机、兴趣和态度等内容。

情绪测验主要包括焦虑和抑郁。焦虑是对事件或内部想法与感受的一种不愉快的体验,涉及轻重不等,但性质相近而相互过渡的一系列情绪。焦虑的症状包括对未来感到恐惧,易激动、不安、烦恼,注意力不集中,而且通常都伴随着躯体症状,焦虑的各个方面,诸如认知、情感和行为等都是相互联系等。

抑郁通常伴随着无助感、无用感以及负罪感,伴随着社会退缩、异常疲劳、哭闹等行为问题,或者也可以伴有厌食、体重减轻、失眠、易醒、缺乏性欲等生理方面的问题,严重者经常企图自杀,这是一个有潜在危险性的特征。抑郁既可表现为一组临床综合征,又可诊断为精神障碍。

认知功能是人体高级机能的重要功能之一,认知包括感知、学习、记忆、思考等过程。认知功能评估常用于了解脑损伤或疾病的部位、性质、范围和对心理功能的影响。为临床诊断、制定治疗和康复方案、评估疗效、评估脑功能状况和能力鉴定等提供帮助。

日常生活活动(ADL)能力反映了人们在家庭(或医疗、康复、养老等机构)和在社区中的基本能力,因而在康复评估中是最基本和最重要的内容。在日常生活活动中,最大限度的自理构成了康复治疗的一个重要领域,要改善患者的日常生活自理能力,就需要对患者的日常生活活动能力进行评估。

基本的日常生活活动能力是指每日生活中与穿衣、进食、保持个人卫生等自理活动和站、坐、行走等身体活动有关的基本活动。改良 Barthel 指数评定是目前临床应用最广、研究最多的一种日常生活活动(ADL)能力的评定方法。

改良Barthel指数评定表

项目	自理	最小依赖	中等依赖	较大依赖	完全依赖
进食	10	8	5	2	0
洗澡	5	4	3	1	0
修饰	5	4	3	1	0
穿衣	10	8	5	2	0
大便	10	8	5	2	0
小便	10	8	5	2	0
如厕	10	8	5	2	0
床椅转移	15	12	8	3	0
行走	15	12	8	3	0
上下楼梯	10	8	5	2	0

备注:修饰包括洗脸、梳头、刷牙、刮胡须;行走是在平地步行45 m,可以借助辅助器具。

改良Barthel指数评分结果分析:0—20分为完全依赖,21—60分为严重依赖,61—90分为中度依赖,91—99分为轻度依赖,100分为生活自理。评分小于40分回归家庭的可能性较低,移动和自我照顾都需要较大的依赖,评分60分是从依赖过渡到辅助独立的关键点,评分60—80分独立居住需要社区服务辅助,评分大于85分回归社区生活的可能性较大。

工具性日常生活活动能力是指人们在社区中独立生活所需的关键性的较高级的技能,如做饭、打扫清洁、采购、骑车、驾车、处理个人事务等,大多需要借助必要的工具来完成。

生存质量也称为生活质量、生命质量等。根据世界卫生组织的标准,生存质量的评估至少应该包括六大方面:身体机能、心理状况、独立能力、社会关系、生活环境、宗教信仰与精神寄托。

健康调查简表SF—36

这项调查是询问您对自己健康状况的了解。此项数据记录您的自我感觉和日常生活情况。请您按照说明回答下列问题。如果您对某一个问题不能做出肯定的回答,请按照您的理解选择最合适的答案。

1.总体来讲,您的健康状况是:

①非常好 1分 ②很好 2分 ③好 3分 ④一般 4分 ⑤差 5分

2.跟1年以前比,您觉得自己的健康状况是:

①比1年前好多了 1分 ②比1年前好一些 2分 ③跟1年前差不多 3分

④比1年前差一些 4分 ⑤比1年前差多了 5分

3.以下这些问题都和日常活动有关。请您想一想,您的健康状况是否限制了这些活动?如果有限制,程度如何?

活动	较大限制	有点儿限制	没有限制
a.剧烈活动,如跑步、举重等	1	2	3
b.中等强度活动,如搬桌子等	1	2	3
c.手提蔬菜、食品、日常用品等	1	2	3
d.上几层楼	1	2	3
e.上一层楼	1	2	3
f.弯腰、屈膝、下蹲	1	2	3
g.步行1500米以上的路程	1	2	3
h.步行1000米的路程	1	2	3
i.步行100米的路程	1	2	3
j.自己洗澡或穿衣	1	2	3

4.在过去的4个星期里,您的工作和日常活动有无因为身体健康的原因而出现以下这些问题?

活动	是	不是
a.减少了工作或其他活动时间	1	2
b.本来想要做完的事情只完成了一部分	1	2
c.想要干的工作或活动种类受到限制	1	2
d.完成工作或其他活动困难增多(比如觉得更为吃力)	1	2

5.在过去的4个星期里,您的工作和日常活动有无因为情绪的原因(如沮丧或焦虑)而出现以下这些问题?

活动	是	不是
a.减少工作或活动时间	1	2
b.本来想要做完的事情只完成了一部分	1	2
c.做事情不如平时仔细	1	2

6.在过去4个星期里,您的健康或情绪不好在多大程度上影响了您与家人、朋友、邻居或集体的正常社会交往?

①完全没有影响 1分　②有一点儿影响 2分　③中等影响 3分

④影响很大 4分　　⑤影响非常大 5分

7.在过去的4个星期里,您有身体疼痛吗?

①完全没有疼痛 1分　②很轻微疼痛 2分　③轻微疼痛 3分

④中等疼痛 4分　　⑤严重疼痛 5分　　⑥很严重疼痛 6分

8.在过去的4个星期里,您的身体疼痛影响了您的工作和家庭吗?

①完全没有影响 1分　②有一点儿影响 2分　③中等影响 3分

④影响很大 4分　　⑤影响非常大 5分

9.以下这些问题是关于过去4个星期您自己的感觉,针对每一个问题您的情况是什么样的?

活动	常常如此	大多时间	较多时间	有时	偶尔	从来没有
a.您觉得充满活力	6	5	4	3	2	1
b.您觉得精神非常紧张	1	2	3	4	5	6
c.您觉得情绪低落,以致没有任何事情能使您高兴起来	1	2	3	4	5	6
d.您感到心平气和	6	5	4	3	2	1
e.您感到精力充沛	6	5	4	3	2	1
f.您觉得心情不好,闷闷不乐	1	2	3	4	5	6
g.您感觉筋疲力尽	1	2	3	4	5	6
h.您是个快乐的人	6	5	4	3	2	1
i.您觉得疲倦	1	2	3	4	5	6

10.在过去的4个星期里,有多少时间由于您的身体健康或情绪问题影响了您的社会活动(如走亲访友):

①所有的时间 1分　②大部分时间 2分　③比较多时间 3分

④一部分时间 4分　⑤小部分时间 5分　⑥没有这种感觉 6分

11.请看下列每一条问题,哪一种答案最符合您的情况?

活　动	肯定对	大致对	不知道	大致不对	肯定不对
a. 您好像比别人容易生病	1	2	3	4	5
b. 您跟周围人一样健康	5	4	3	2	1
c. 您觉得自己的身体状况会变坏	1	2	3	4	5
d. 您的健康状况非常好	5	4	3	2	1

　　社会功能是指每个公民应有的功能及其在社会上发挥作用的大小。主要包括就业能力、社交能力和娱乐能力等,其中就业能力是衡量患者社会功能的一个重要部分,不同疾患患者功能康复后,就业前均需要进行就业能力的评估。

🌞 第14章 康复治疗技术

康复治疗是指通过运用各种有效的专门治疗手段,最大限度地改善患者因为疾病、损伤、残疾导致的功能障碍。康复治疗应当遵循早期介入、综合措施、个性方案、量化训练、循序渐进、患者参与等基本原则。

早期介入是指当患者住院治疗或手术时,康复医生就应当参与康复评估,与临床医生共同商议康复介入时机和康复治疗方案,康复介入越早,治疗效果就越好,恢复速度越快,并发症就越少。

综合措施是指患者接受康复治疗的手段和方法是多种多样的,包括现代康复治疗与传统康复治疗、药物治疗与非药物治疗、主动参与治疗和被动接受治疗等。康复治疗的手段和方法也并非越多越好,应当根据患者的功能障碍部位、程度来进行恰当的选择。

个性方案是指患者康复治疗方案在遵循病种管理和临床路径的前提下,需要根据患者自身的具体情况进行必要的个性化调整。康复治疗的最终目标是改善患者的功能障碍,提高其生活质量,回归家庭生活,融入社会环境,真正实现以患者为中心的全人医疗模式。

量化训练是指患者接受康复治疗时,每天治疗项目的种类、治疗所需的时间、治疗所达到的强度、治疗所达到的目标都应该有数据的指标。患者康复治疗不应该局限于在康复治疗师指导下的训练,还应当在康复护士的督导和家属的协助下完成康复治疗的家庭作业(指为了确保康复治疗效果的延续,康复治疗师根据患者的具体情况,需要患者在康复治疗以外完成的康复训练任务),同样需要进行量化训练。

循序渐进是指患者功能障碍改善需要一个逐渐实现的过程,短则1—2周,长则数年甚至终身。循序渐进这个原则应该是康复医疗团队和患者及其家属都应当遵循的。欲速则不达,不能急于求成。

患者参与是指康复治疗在确保安全的前提下,应该鼓励患者尽可能参与一切与功能恢复有关的康复治疗。大量的证据表明,患者能否主动参与康复治疗与功能能否改善和恢复有着直接的关系。患者家属和其他照护者在康复治疗过程中的主动参与也同样重要。

物理治疗

物理治疗包括运动治疗(又称功能训练)、物理因子治疗、手法治疗。物理治疗的重点是改善躯体的运动功能,如翻身、坐位、站立、行走、轮椅使用、转移活动,身体的平衡和协调能力等。运动治疗主要分为:主动运动、主动助力运动、被动运动和机器人引导运动。

主动运动是指患者在康复治疗师的专业指导下,通过各种徒手体操或器械活动,达到功能改善,增强体能的作用。主动运动既可以个人练习,也可以将功能障碍相近的患者分组集体练习。

主动助力运动是指患者在部分外力的帮助下自己完成的运动。常见的主动助力运动有:悬吊练习、滑轮练习、器械练习。

被动运动根据力量的来源分为两种:一种是由康复治疗师完成的被动运动,例如肢体关节在合理范围内的运动和关节松动术;另外一种是借助器械设备提供的外力来完成的被动运动,例如CPM上下肢关节康复训练器、电动站立床。

机器人引导运动是指由计算机程序控制,可以将前述的主动运动、主动助力运动以及被动运动融为一体,将分散的肌力训练、关节活动等整合协同运动,是未来具有较大发展前景的康复治疗手段。

运动处方是运动治疗处方的简称,是指对患者接受运动治疗时,通过专业的临床检查和康复评估后,为患者选择的治疗项目、规定的运动量和注意事项。

运动治疗的效果与适应证是否适当有关,对于不同的功能障碍应选择不同的功能训练方法。运动治疗的目的是要改善患者的躯体功能,提高适应能力。因此,在实施运动治疗时,内容应该由少到多,程度由易到难,运动量由小到大,使患者逐渐适应。

运动治疗与手术和药物治疗有着较大的区别,大部分的运动治疗项目需要经过一定的时间才能显示出治疗效果,特别是年老体弱患者或神经系统损伤的患者。因此,患者进行运动治疗时,需要积累一定的时间才能够见到明显的效果,切忌操之过急或中途停止。

物理因子治疗的应用历史可以追溯到物理医学与康复医学发展的早期阶段,主要通过声、光、电、磁、水等来促进患者功能障碍的改善。

电疗法是指应用电治疗疾病的方法。根据所采用电流频率的不同,电疗法通常分为直流电疗法、低频电疗法、中频电疗法、高频电疗法。根据电流波形、波宽、波幅以及波长或频率等物理参数不同,可以产生不同的生物物理学效应,有各自不同的临床用途。

光具有电磁波和粒子流的特点,光波是电磁波谱中的一部分。按波长排列,光波依次分为红外线、可见光、紫外线三部分。应用人工光源或日光照射治疗疾病的方法称为光疗法。主要包括:红外线疗法、蓝紫光疗法、紫外线疗法。

超声波是一种机械振动波,在介质中传播时在不同介质的分界面上发生反射与折射,强度随传播距离的增加而剧减(衰减)。超声波频率越高,在生物组织中传播时的超声衰减(吸收)就越多,穿透能力就越小,反之亦然。

磁场作用于人体以治疗疾病、改善功能的方法称为磁疗法。磁场可以分为恒定磁场、交变磁场、脉动磁场、脉冲磁场。

应用水治疗疾病,进行功能改善的方法称为水疗法。水疗是古老的理疗方法,天然水源(泉水、河水、海水)是重要的物理因子。

利用低温治疗疾病的方法称为低温疗法。利用低于体温与周围空气的温度,但高于0℃的低温治疗疾病的方法称为冷疗法。

在身体病患部位的外部施加压力以治疗疾病、改善功能的方法称为压力疗法,主要包括肢体压力疗法、局部压力疗法。目前在临床上应用日益增多。

用加热后的石蜡治疗疾病、改善功能的方法称为石蜡疗法,简称蜡疗。石蜡疗法是一种良好的传导热疗法。

体外冲击波疗法是指用一种机械性脉冲波,利用压缩气体产生能量,以脉冲方式冲击治疗部位,具有声学、光学和力学的某些特性。

经颅磁刺激技术是利用脉冲磁场作用于中枢神经系统,改善皮层神经细胞的膜电位,使之产生感应电流,影响脑内代谢和神经电活动的刺激技术。

生物反馈疗法是指通过应用电子技术和训练使人能对自己体内异常的不随意生理活动进行自我调节控制,以达到治疗疾病和功能改善的目的。生物反馈疗法是采用电子仪器将人体内肌电、血管紧张度、汗腺分泌、心率、脑电等不随意生理活动的信息转变为可直接感知的视听信号,再通过患者的学习和训练对这些不随意生理活动进行自我调节控制,改变异常的活动,使之正常化。

近年来,我们曾对数十家康复医院和康复医学科进行现状调研,大部分医院和科室都热衷于购买大量的物理因子治疗设备,因为在我国的医保报账项目中有关康复的收费项目,物理因子占据了较大的比例,而运动疗法和作业疗法的很多项目不能报销或限制在三级医院报销。

物理因子治疗适应证普遍比较广泛,部分治疗设备可能缺乏循证医学证据和特异性治疗效果。我国康复治疗设备生产厂商众多，很多厂商都不具备研发能力，大多数产品都是仿制产品。部分厂商为了增加销售业绩，可能会采取很多手段诱导医院购买大量的康复治疗设备，导致部分医院康复医学科的大量设备闲置。

手法治疗包括西方医学的手法治疗和传统医学(中医)的手法治疗，二者虽然都是通过专业医务人员手的运动治疗缓解患者的疼痛和改善功能障碍，但其理论体系、操作方法均明显不同。

美国物理治疗学会所制定的《物理治疗执业指南》对手法治疗的定义是：以提高软组织延展性、增加活动范围、松动或推拿软组织和关节、改善疼痛和减轻软组织肿胀、炎症或活动受限为目的的手法活动。西方医学的手法治疗中应用最多的是关节松动技术。

传统医学的手法治疗，也称为按摩、推拿，是指通过手或器械，以力的形式作用于人体，以防治疾病的方法。我国现存最早的医学著作《黄帝内经》中就有关于按摩的记载。

作业治疗

世界作业治疗师联盟对作业治疗的定义是通过选择性的作业活动去治疗有身体或精神疾病的人、伤残人士。目的是使患者在生活的各个方面可达到最高程度的功能水平和独立性。

2002年，世界卫生组织颁布新的《国际功能、残疾和健康分类》(ICF)把作业治疗的定义修改为协助残障人士和患者选择、参与、应用有目的和有意义的活动，最大限度地恢复躯体、心理和社会方面的功能，增进健康，预防能力的丧失及残疾的发生，以发展为目的，鼓励他们参与及贡献社会。

作业治疗主要是针对患者日常生活活动能力和社会生活活动能力的改善和恢复，包括自我照顾、工作、学习、休闲及娱乐等。要求患者应当积极参与到治疗活动中，学习新的技能或恢复失去的技能，把促进患者独立生活、提高生活质量、回归家庭生活、融入社会环境作为最终康复目标。

日常生活活动训练是作业治疗的一项重要内容，患者能够生活自理是回归家庭、融入社会的重要前提。日常生活活动训练可分为基本的日常生活活动和工具性日常生活活动。基本的日常生活活动主要包括进食、穿衣、转移、个人清洁卫生、如厕、洗澡等。工具性日常生活活动主要包括家务劳动、购物、骑车、驾驶等需要借助工具来完成的事项。

我曾到美国多家医院康复医学科参访时发现，每家医院康复医学科都会有一个规模大

小不一的日常生活活动能力训练空间,大多与家庭居住环境一致,有客厅、饭厅、厨房、卫生间、卧室、书房等。

日常生活活动能力训练空间里的设施和设备配置与家庭居住条件大致相同。患者在住院期间,作业治疗师会针对患者功能障碍的不同情况进行相应的训练,使患者能够掌握日常生活活动能力。

部分患者因为功能障碍无法完全改善,作业治疗师还会走进患者家中或者家属将家庭环境照片带到医院,作业治疗师对其提出居家改造的建议,患者家属可以寻求专业居家改造公司上门进行居家改造,以便患者能够最大限度地恢复日常生活活动能力。

日常生活活动训练要求康复训练的环境和内容与真实生活环境密切相关,这样患者才能将训练中掌握的技能运用到实际生活中。虚拟现实技术在模拟真实生活场景,提供日常生活技能训练方面具有不可比拟的优越性,它可以提供丰富的生活场景从而突破医院或康复机构实际环境的限制。在虚拟环境中跟随计算机程序学习诸如洗碗、烹饪、打扫、购物等日常生活活动,可以保证训练的一致性和可重复性,提供大量的实践机会并降低错误操作导致危险的可能性。

虚拟现实技术是通过计算机生成的一种通过视、听、触觉等作用于使用者,使之产生身临其境的交互视景的仿真技术。近年来,虚拟现实技术研究取得了很大进展,虚拟现实技术已经广泛应用于多感官教学、飞行员训练、医疗训练、心理治疗以及康复训练等领域。在作业治疗中,最常见的训练包括日常生活活动模拟环境训练、上肢功能及手功能训练、各种娱乐休闲活动训练、各种治疗性活动训练以及精神心理社交技能训练。

职业作业治疗又称为职业技能训练,是指帮助曾经工作的患者重新恢复工作能力或从未工作过的患者掌握就业能力。职业技能对于部分患者回归社会有着重要的作用,是他们赖以生存的基本条件和得到社会认可、尊重的生活方式。

职业作业治疗包括职业前评估、职业前训练、职业训练三个部分。

2003年,广东省工伤康复中心率先在国内开展以重返工作岗位为目标的专业化工伤职业服务,服务对象为工伤人员,主要手段为职业评定、职业训练、技能再培训与工作安置等。

工伤职业康复推广难的原因涉及工伤职工、用人单位、社保制度执行三个方面。呼吁政府可以出台相关扶持政策,鼓励中小企业重新聘用工伤康复职工。一方面,工伤康复职工回归岗位有限制;另一方面,部分工伤康复职工要重返岗位需要企业对工作环境作调整,包括无障碍设施改造等,这对企业来说是一个负担。

娱乐游戏治疗也是一种作业治疗的方式,通过娱乐游戏活动可以促进患者身体、心理和社会功能的改善。娱乐游戏治疗包括娱乐游戏评估、娱乐游戏设计、娱乐游戏治疗三个部分。

作业治疗的专长在于关注全人的观念,不单纯考虑疾病的治疗效果,而着重关注因疾病、损伤、残疾等造成患者在日常生活中的困难和障碍及适应生活环境的整体表现。作业治疗和物理治疗不同,作业治疗是运用目的性、功能性的活动达到治疗疾病、改善功能的目的,提升患者的成就感;而物理治疗则是运用运动或声、光、电、磁、水等物理因子或仪器设备来治疗疾病、改善功能。

言语治疗

言语治疗是指通过各种手段对有言语障碍的患者进行针对性治疗,其目的是改善言语功能,使患者重新获得最大的交流与沟通能力。所采用的手段是言语训练或借助于交流替代设备和交流板、交流手册、手势语等。

凡是言语障碍的患者都可以接受言语治疗,但由于言语训练是言语治疗师和患者之间的双向交流,因此,对伴有严重意识障碍、情感障碍、行为障碍、智力障碍、重度痴呆或有精神疾患的患者,以及无训练动机或拒绝接受治疗者,言语训练难以进行或难以达到预期的效果。

言语训练尽可能选择安静的环境,避免噪声,以免干扰患者的情绪,分散其注意力,导致患者更加紧张。当患者出现言语交流障碍时,应当利用手势、书写、图画等交流工具建立非语言交流方式,确保在现存状态下可能进行的交流。

言语障碍患者因为交流障碍,往往容易出现焦虑、抑郁等心理问题,言语治疗师应仔细观察并加以积极引导,避免否定患者的言行,当患者取得细微的进步时,应当及时给予鼓励,增强患者康复治疗的信心和兴趣。

吞咽治疗

吞咽治疗是指恢复或提高患者的吞咽功能,改善身体营养状况,改善因不能正常进食所产生的恐惧与害怕心理,增加进食的安全性,减少窒息和吸入性肺炎等并发症的发生。

营养管理是吞咽功能障碍患者需要解决的首要问题。如果患者不能安全经口摄入足够的营养时,应考虑改变营养获取的方式,如无禁忌,推荐使用肠内营养。肠内营养除经口进食外,经鼻饲胃管或胃造瘘进食也是常用的方式。

吞咽功能障碍患者进行进食训练时,一定要确保安全。在进食训练过程中,要注意患者进食体位、进食姿势、食物的性状和质地、一口量和进食速度,进食过程中根据患者的吞咽情况选择性地应用气道保护手法。吞咽功能障碍患者还可以进行吞咽器官运动训练和感觉训练。

心理治疗

心理治疗又称为精神治疗,是指应用心理学的原理和方法,通过心理咨询师或精神治疗师与患者之间的相互作用,通过语言、表情、行为向患者带来心理上的影响,改善患者心理、情绪、认知、行为等方面的问题,达到治疗或改善心理问题的目的。

心理治疗是通过使用各种方法,包括语言的和非语言的交流方式,通过解释、说服、支持、同情、相互理解来改变患者的认知、信念、情感、态度、行为等,达到排忧解难、降低痛苦的目的。

人类的亲密关系也有"治疗作用",理解、同情、支持就是"治疗药物",所有非正式的心理支持可以在父母与子女之间、夫妻之间、邻里之间、同事之间、同学之间相互影响。但是正规的心理治疗与非正式的心理支持有所不同,首先是心理治疗专业人员接受过专门训练并且得到相应的资格认证,其次是心理治疗专业人员所采用的治疗手段有相应的理论体系作支持。

无论患何种疾病、损伤、残疾,当一个人察觉到自己失去健康时,就会产生某种痛苦或不适的感觉,而对疾病,尤其是严重损害功能或威胁生命的疾病,任何人都不可能无动于衷,都会产生不同程度的心理反应或精神症状。

心理治疗的形式有个别心理治疗、集体心理治疗,认知改变、行为改变的治疗,直接治疗、非直接治疗,短程治疗、长程治疗等。

认知治疗

认知治疗是指针对有认知障碍的患者,为改善和提高其认知功能和日常生活能力而进行的综合性训练措施。采用改善注意、记忆、计算、思维、问题解决和执行功能以及知觉障碍的康复治疗,是认知治疗的主要手段。

认知障碍主要来自各种脑损伤患者,包括脑外伤、脑卒中、各种痴呆、脑肿瘤、脑瘫、精神疾患等。认知治疗主要分为恢复策略和补偿策略。

恢复策略是指通过认知矫正使丧失的能力恢复,或丧失能力通过结合未受损或残余功能重组丧失功能,主要目的是恢复患者的认知能力。

补偿策略涉及一套动作整合后的表现,利用功能重组或功能替代的方法。功能重组包括增加或改变功能输入、存储或输出。例如使用路标、贴标签、将物品放在显眼处等措施来帮助患者完成正常活动。功能替代是指教会患者使用外部辅助工具,通过外在的代偿机制建立功能活动的新模式,从而获得功能改善。例如对有记忆障碍的患者通过日志、闹钟、手机等提示,来帮助患者记忆或提醒他们的日常安排。

《左脑中风,右脑开悟》一书记录的是1996年的冬晨,哈佛大学脑神经科学家吉尔·泰勒左脑血管突然爆裂,她严重中风了,当时她才37岁。但是泰勒没有被击溃,她凭借自己对大脑的了解,用右脑解救并开发了左脑,她将中风及康复经历出版。这是一部帮助中风患者的医疗手册,更是一次对心灵探索的记录。

附录:四十件中风患者最需要做的事

1.我是受伤,不是笨蛋,请尊重我。

2.靠近一点儿,说话慢一点儿,发音清楚些。

3.请重复你的动作。

——假设我什么都不知道,然后从头开始,一次又一次。

4.请你在第二十次训练我做某件事时,还有像第一次教我时的耐心。

5.来找我时,请带着开放的心怀,并放慢你的速度,慢慢来。

6.请注意,你的肢体语言及脸部表情也都在与我沟通。

7.请和我眼神交流,我就在这里。——来找我吧,鼓励我吧!

8.请不要对我大声吼叫。——我并没有聋,只是受伤了。

9.请恰当地触碰我,和我产生联结。

10.请尊重睡眠的疗效。

11.请保护我的能量。不要让我听谈话性广播节目,不要电视或神经质的访客。探视时间请缩短(只要五分钟)。

12.当我有能量学习新东西时请刺激我的大脑。但是要知道,一点点工作量就可能让我很快累瘫。

13.请用适龄(幼儿)的教学玩具和书来教导我。

14.请用身体的运动感觉教我认识世界。让我感受每件事情。(我又回到婴儿时期了。)

15.教导我时,请让我可以用"有样学样"的方式来学习。

16.请相信我真的在努力。——我只不过是赶不上你的思路或是你的时间安排。

17.问我多重选项的复选题,避免问答案只有"是"或"不是"的是非题。

18.问我有特定答案的问题,给我时间搜寻答案。

19. 请不要以思考速度的快慢,作为评估我的标准。

20. 照顾我时请温和些,就像在照顾新生儿一般。

21. 请直接对我说话,不要只跟我周围的人谈论我。

22. 鼓励我。期待我会完全康复,即使需要二十年!

23. 相信我的大脑会永远继续学习下去。

24. 将我所学的动作拆解成比较小的步骤。

25. 注意有没有障碍会妨碍我达成某个目标。

26. 请向我说明一下层次和步骤是什么,好让我知道自己正在努力的目标。

27. 请记得,我必须先熟悉操作某个层次的功能,而后才能进展到下一个层次。

28. 庆祝我所有的小成就。因为这些可以鼓舞我。

29. 请不要帮我把话说完,或是帮我填入我说不出来的字。我需要多用自己的脑袋。

30. 如果我不能找到旧档案,就要另创一个新档案。

31. 我可能希望你认为我知道的比实际更多。

32. 请把焦点集中在我能做的事情上,而非我不能做的事情上。

33. 向我介绍我以前的生活。虽然我没有办法像以前那样弹奏乐器,这不表示我就无法继续喜欢音乐或乐器。

34. 记得我在失去某些功能的同时,也得到一些其他的能力。

35. 让我多接触家人、朋友并得到关爱。帮我做一面由卡片和照片拼贴成的墙,好让我能时常回顾。

36. 请召唤大军!为我组织一个治疗大队,传话给每个人,请他们送爱给我。时时告诉他们我的近况,并请他们做一些特别的举动来支持我。

37. 请爱现在的我。不要教我做以前的我。我的脑袋现在不一样了。

38. 请保护我,但不要妨碍我进步。

39. 拿出旧日做事的照片给我看,提醒我如何说话、行走。

40. 请记得,服药可能会令我疲惫,也会蒙蔽我的能力,让我难以了解自己的感觉。

康复辅具

疾病、损伤、残疾常常导致功能障碍,使患者不能独立完成日常生活活动、学习、工作或娱乐。部分患者通过康复治疗也不能够恢复正常活动功能,只能借助于专门的医疗器具来加强其减弱的功能或代偿其丧失的功能,这类医疗器具统称为康复辅助器具,简称康复辅具。

康复辅具是重要的康复手段，是工程学原理和方法在康复的临床应用，是生物医学工程的重要分支，涉及医学和工程学两大学科的若干专业，包括解剖学、生理学、病理学、人体生物力学、机械学、电子学、高分子化学及材料学等，对一般治疗方法难以治愈的身体器官缺陷和功能障碍来说是一种主要的治疗手段。康复辅具主要包括假肢、矫形器、助行器、轮椅、生活辅具等。

假肢是指用于弥补患者肢体缺损，代偿其失去的肢体功能，应用工程学原理、技术和手段结合人体解剖结构而进行专门设计、制造和装配的人工假体。虽然患者都希望能够恢复肢体的缺损，尽可能保持正常的肢体外观，但是在装配假肢时，要充分考虑到穿戴假肢后对基本功能的影响，以功能代偿为主。

奥斯卡·皮斯托瑞斯，也许很多人对这个名字还很陌生。他本是一名来自南非的残疾运动员，却从不承认自己是一名残障人士。皮斯托瑞斯是曾经残疾人100米、200米和400米短跑世界纪录的保持者。因为安装的"猎豹假肢"酷似一把弯刀，人们便把"刀锋战士"的称号送给了这位"世界上跑得最快的无腿人"。

刚出生的皮斯托瑞斯是个不幸的孩子，天生就缺少腓骨和踝骨。出于对身体保护的需要，他不得不在11个月大的时候，动手术截掉了膝盖以下的部位。

皮斯托瑞斯的父母没有把儿子当作残障人士来对待，而是引导他像正常人那样参与各种运动。皮斯托瑞斯拥有惊人的运动天赋，装上假肢后简直无所不能，拳击、橄榄球、水球和网球，他样样精通，甚至有机会入选南非水球队。

因为在一次橄榄球比赛中膝部受伤，皮斯托瑞斯开始进行跑步式康复训练。可是谁都没想到，这阴差阳错的一次受伤，却间接地发现了他在短跑上的天赋。皮斯托瑞斯忍痛割爱，放弃了心爱的橄榄球，转而参加田径训练。

走上跑道仅仅一年，皮斯托瑞斯便如旋风一般成名了。这位奔跑时习惯戴着眼镜的"刀锋战士"，先后27次打破男子100米、200米和400米的残疾人世界纪录。在2008年的北京残奥会上，他又包揽了男子田径100米、200米、400米三块重量级金牌。

矫形器是指患者装配于四肢、躯干等部位的体外器具的总称，其目的是预防或矫正四肢、躯干的畸形，或治疗骨关节及神经系统疾病并补偿其功能。矫形器根据安装部位分为上肢矫形器、下肢矫形器和脊柱矫形器三大类。

助行器是指辅助患者支撑体重、保持平衡和行走的工具。根据其结构和功能，可分为无动力式助行器、功能性电刺激助行器和动力性助行器。常用的无动力式助行器有拐杖和步行器。

轮椅也是常用的康复辅具,分为普通轮椅、电动轮椅和特形轮椅。乘坐轮椅的患者承受压力的主要部位是坐骨结节、大腿、腘窝及肩胛区。因此,在选择轮椅时要注意这些部位的尺寸是否合适,避免皮肤磨损、擦伤及发生压疮。

生活辅具是指为不能独立完成日常生活活动、学习、工作或娱乐的患者而设计制作的专门器具。生活辅具主要包括进食类自助器、梳洗修饰类自助器、穿着类自助器、排便排尿自助器、沐浴自助器、阅读自助器、助听器等。

第4部分
患者安全目标

✤ 绪论

患者安全与医疗质量是医院管理永恒的主题，患者安全和医疗质量是息息相关的。患者来到医院进行疾病治疗和功能恢复时，总是希望尽量避免在健康安全、生命安全、财产安全等方面出现问题。如果患者的生命安全出了问题，医疗质量就无从谈起。品牌科室管理丛书《医院优质服务》中提到的医院紧急事件管理，强调的是医疗质量以外的患者安全，在本书中涉及的患者安全目标，主要是医疗、护理、康复、药事、医技等方面的安全。

在当今医疗技术日益发展的形势下，世界各国在保障患者安全方面都面临着各种挑战。为此，世界卫生组织成立了"世界患者安全联盟"，并发起"全球患者安全挑战行动"，旨在倡议并推动保障患者安全的各项工作。

第一个全球患者安全挑战行动就是"清洁的医疗是更安全的医疗"。世界患者安全联盟提出五大清洁：手的清洁、操作的清洁、材料的清洁、设备的清洁、环境的清洁，做到这五项清洁就会大大降低医院感染的风险。世界患者安全联盟2007年提出第二个全球患者安全挑战行动，即"安全的手术拯救病人"。

✿ 第15章　患者安全概述

患者安全目标的提出是国际性的,是现代医学发展的必然趋势。从 20 世纪 90 年代开始,国外就有一批有关患者不安全因素的研究报告,这些研究证明医疗风险和医疗中的不安全因素是客观存在的,但有些不安全因素经过医务人员的努力是可以减少和避免的。随着医疗领域高科技设备的应用和药品更新的不断加快,相对于其他学科,医疗过程中的不安全因素凸显出来,患者在医疗过程中可能承担的不安全因素引起了全世界的关注。

1999 年,美国发表的《人皆有错》报告中指出,美国每年死于医疗差错的人数为 4.4 万人至 9.8 万人,在国民主要死因分析中排名第 8 位,高于交通事故、乳腺癌或艾滋病死亡的人数。美国每年预计要为可预防的医疗不良事件花费 170 亿—290 亿。《人皆有错》报告唤醒了医院管理者和医务人员对医疗差错的高度重视,医疗差错带给患者的可能是伤害,甚至是死亡,同时医院也可能承担赔偿责任,医务人员也有较大的心理压力。

2000 年,欧洲医疗质量专题调查委员会估计,在欧洲的医院,每十个患者就有一个患者遭受应可预防的伤害以及与医疗护理相关的不良后果。新西兰和加拿大的研究也提示,不良事件发生率相当高,约占 10%。

英国国家医疗服务系统(NHS)建立于 1948 年。最初建立的宗旨是:80% 以上的经费由来自一般税收的政府财政拨款支付,向全体国民提供基本免费医疗服务,无须个人购买医疗保险。2012—2013 年,英国医疗保障体系的年预算为 1080 亿英镑(约合 1.08 万亿人民币),约占英国 GDP 的 9.4%。在伦敦奥运会的开幕式上,国家医疗服务系统还作为英国人重点展示的"国家骄傲"为世人瞩目。

由于我国医疗不良事件的统计还不够详细,尚未建立起一套完整的上报汇总制度,目前没有因为医疗差错导致死亡人数的报告。世界卫生组织指出,全世界大约有1/3的病人不是死于自然疾病本身,而是死于不合理用药。在癌症治疗方面恐怕要大大超过这个比例。

在我国,用药安全问题也较为突出。自20世纪80年代启动药物不良反应监测以来,即不断暴露出许多重大药物危害事件。

我国国家卫生健康委员会医政医管局发布的《国家医疗服务与质量安全报告》指出,2017—2018对全国7855家医院的抽样调查显示,排在第一位的不良事件为"药物使用与管理",达247069件(占不良事件总数的30.04%)。

近年来,我国医院使用的"鱼腥草"注射液、复方"蒲公英"注射液、"鱼金"注射液、"炎毒清"注射液等多种中药注射液,因在临床应用中出现严重不良反应,被国家食品药品监督管理局叫停。

医学界对中药注射一直存在很大争议。据国内一份多达几千例的调查报告显示,目前国家批准生产的中药注射液过百种,中药注射液被大量投入临床应用。事实证明,由于中药注射液成分复杂,有效成分尚不清楚等,给中药注射液的生产使用和质量控制带来一定的困难,中药注射液的安全问题也越来越多。

目前,专家们一致认为,中药注射液属于高风险品种,质量标准的提高势在必行。政府部门应该对其加强监管,一是加强临床用药监护,严格按照适应证和禁忌证使用,尽量避免与其他药品混合配制,并避免快速输注;二是补充进行系统的临床安全性再评价,淘汰安全性差的、有替代治疗方法的品种。并同时要求医院慎用中药注射液进行静脉滴注。

医学生在接受大学教育时,一般都是五年,比其他专业多出一年的时间。在大学毕业以后还要接受三年的住院医师规范化培养,有的省市还要求参加年限不等的专科医师培训。医学生参加工作以后,还要参加执业资格、职称晋升、继续教育等诸多的考试。由此可见,医学是一门比较复杂的学科,需要医学生和医生付出比其他人更多的精力和时间。

在世界卫生组织发布的第十一版国际疾病分类(ICD-11)中,我们可以找到上万种不同的疾病、综合征和损伤。也就是说,我们的身体能够以上万种不同的方式出现问题,而科学几乎给每一种疾病都提供了解决的方法。就算我们无法治愈疾病,但也能尽量减少疾病带来的损伤和痛苦。不过,每种疾病的治疗方法都不是相同的,而且基本上都不简单。现在,医生手边就有上千种药物和治疗手段可供选择,每一种都有不同的要求、风险和注意事项,这让医生很难不出错。

在美国,每天有将近9万人住进重症监护室,每年有500多万人需要接受重症监护。现代医疗在很大程度上要依赖重症监护室里的生命保障系统,如早产儿、重伤患者、中风患者、心脏病患者,以及接受脑部、心脏、肺部或大血管手术的病人。在医院的各种治疗活动中,重症监护占据的比重越来越大。

以色列的科学家发布了一项研究成果,这项研究对重症监护病人在24小时内接受的各种护理进行了调查。研究发现,每位重症监护病人平均每天要接受178项护理操作,如服药和吸出肺部痰液等,而且每项操作都有风险。令人惊讶的是,医护人员操作的错误率只有1%。即便如此,这也意味着每位病人平均每天要承受两次左右的错误操作。只有我们不断降低操作的错误率,提高成功率,重症监护才能成功挽救更多的病人,但这很难做到。

航空业同样存在较多的风险,通过编制飞行员检查清单明显减少发生差错和失误的概率。在编制飞行员检查清单的时候,试飞员尽量做到简明扼要,他们把起飞、巡航、着陆和滑行各阶段的重要步骤浓缩在一张索引卡片上。卡片上列出的事项飞行员都知道怎么操作,他们会根据清单的提示检查刹车是否松开,飞行仪表是否准确设定,机窗门窗是否完全关闭,还有升降舵等控制面是否已经解锁等。

医疗是一项非常复杂的工作,医务人员单凭记忆很难万无一失地完成自己的工作。其实医院很多时候也在实现与清单类似的做法,比如每家医院都会跟踪记录病人的生命体征,分别是体温、脉搏、呼吸和血压。这些数据能够让医务人员对病人的健康状况有一个基本了解。我们很清楚,这四个数据中某一个数据偏离了正常指标,病人的疾病,甚至是生命都会出现问题。

20世纪60年代,对生命体征(体温、脉搏、呼吸、血压)进行例行记录成为医院的操作规范,而想出这个主意的是护士。她们自己编制了用来进行记录的表格,这无异于创造出一种清单。护士每天为病人提供很多服务,如帮助他们服药,为其伤口进行包扎换药,解决各种问题。护士根据医生的医嘱对病情需要的病人定时测量生命体征,并对其整体健康状况进行评估。

在大多数医院里,护士又增加了一个记录的项目,那就是疼痛,病人要在一个10级量表上对自己的疼痛感打分。护士还进行了其他几项革新,她们设计了给药时间表和简要护理计划表。虽然没有人将这些表格列为清单,但它们实际上就是清单。

2001年,美国约翰·霍普金斯医院的一位重症监护专家决定试验一种为医生准备的清单。他并没有把重症监护团队在一天中所要进行的所有操作都写进这张清单,而只是在数百种操作中挑选一种进行试验,那就是防止中心静脉置管感染。

他把防止中心静脉置管引发感染的步骤写在一张纸上,这些步骤分别是:(1)用消毒皂洗手消毒;(2)用氯己定消毒液对病人的皮肤进行消毒;(3)给病人的整个身体盖上无菌手术单;(4)戴上医用帽、医用口罩、无菌手套并穿上手术衣;(5)待导管插入后在插入点贴上消毒纱布。

他们在随后的一年中一直对清单进行跟踪。试验的结果令人惊奇：插入中心静脉置管10天引发感染的比例从11%下降到0。15个月后，在此期间，只发生了两起置管感染。统计显示，在美国约翰·霍普金斯医院，清单的实施共防止了43起感染和8起死亡事故，并为医院节省了200万美元的成本。

❧ 第16章　国际患者安全目标

国际患者安全目标实则是对安全理念的高度提炼和具体化，它是通过对大量医疗不良事件的统计分析而得出的发生频率最高、危害最严重，同时也最需要防范的几个方面。

患者安全与医疗质量是相互联系的，但其含义又不尽相同：医疗质量是达到标准即为合格，没有达到标准还可以改进；然而患者安全却是一旦发生问题就不可挽回，而且后果严重，它造成的危害往往不仅是对一个人，甚至可能是对一群人。所有与医疗质量相比，患者的安全问题更具风险，只能防患于未然，根本不能给它发生的机会。

国际患者安全目标覆盖到每一位患者、每一名医务人员，并且关乎医院所有的设备、设施与整体的环境。有效地落实国际患者安全目标，确保标准、流程的执行，医院患者安全目标管理达到同质化。从强调医疗安全到患者安全，是医院管理理念的变革，是医院质量管理的深化，更是以患者为中心的具体体现。

国际医疗卫生机构认证联合委员会（JCI）要求所有通过国际医院评审标准认证的医院自2011年1月1日起落实国际患者安全目标。《联合委员会国际部医院评审标准》（第7版），自2021年1月1日生效，其中第二部分以患者为中心的标准中包含国际患者安全目标的具体内容。

目标1：正确识别患者身份

患者身份错误可能发生在诊断和治疗的任何场所或任何环节。可能是由于患者处于镇静状态、定向力障碍、没有完全清醒或昏迷；也可能是在住院过程中更换床位、房间或地点；或因患者感知障碍；或遗忘了自己的身份信息；或其他可能导致患者身份识别差错的情况。

三查八对制度虽然是传统的常规制度，但实践证明也是一个行之有效的确保患者安全的制度,因此无论何时都要严格落实。三查:操作治疗前查、操作治疗时查、操作治疗后查。八对:核对姓名、床号(目前国际和国内标准不能作为身份核查的项目)、药名、剂量、浓度、时间、用法和药物有效期。三查八对是患者安全的根本,严格执行这些最基本的制度,对于保障患者的健康和生命的安全具有重要的意义。

在临床工作中,对患者进行手术操作、有创治疗、肌注、输液等具有一定风险的操作时,医务人员基本上都能严格按照规章制度对患者身份进行正确识别。反而是一些风险性比较小的环节,医务人员很难严格执行患者身份核查制度,比如检验、放射、超声等辅助检查,测量体温、脉搏等护理操作,为特殊患者提供的特殊饮食等。

小王陪着生病的母亲张某去医院门诊看病,医生开具了胸片检查。小王搀扶着母亲来到放射科,母亲由于身体不适就在旁边的候诊椅上休息等候,小王拿着胸片检查申请单去排队。

大约等候半小时后,一位医生从检查室走出来问道:"张某在吗?"小王一听就赶紧回答道:"在,在,在。"医生接着说:"进来一下。"小王反问:"你是让我进来吗?"医生回答说:"是的,就是你。"小王以前从未到医院做过胸片检查,不知道医院检查的流程,误以为医生需要向家属了解情况。

小王进入放射检查室后就按照医生吩咐进行了胸片检查,最后医生告诉她:"两小时以后再过来取检查报告。"这时候小王才意识到自己误解了医生的意思,赶紧问道:"医生,我妈妈生病,为什么是我做了检查?"这时候放射科的医生才知道自己核查患者的方式出了问题,赶紧给小王道歉,然后让其母亲张某重新做了胸片检查。

医院通行的患者身份识别流程应至少同时使用两种患者身份识别的方式,如患者姓名、身份证号码、出生日期、手腕条形码或其他方式。患者房间号或床位号不能用于患者身份识别,因为患者在住院期间可能调换病床或病房。不得将条码扫描等信息识别技术作为唯一的识别方式。

在全院范围内都要同时使用两种不同方式识别患者的身份,但是,住院患者同时使用的两种不同的身份识别方式可以不同于门诊患者同时使用的两种不同的身份识别方式。例如住院患者:所有患者须佩戴腕带。两种身份识别信息:患者姓名+住院号或患者姓名+腕带条码。门急诊患者:患者姓名+诊疗卡号或患者姓名+出生日期。

由于我国绝大多数公民的姓名组成都是姓氏加名字,并且多为两到三个字,所以在大姓的公民中姓名相同的人就比较多。医务人员在核查患者姓名时一定要让患者说出自己的姓名,例如:护士:"李阿姨好！我们需要核对一下您的姓名？请告诉我一下。"患者:"好的,我叫李长娟。"临床工作中经常会碰到这样的情形,当医务人员与患者认识以后或者熟悉的人来医院就诊,很容易忽视对患者身份信息的识别。如果医务人员不养成一个良好的习惯,可能会碰见两个外观非常相似的双胞胎兄弟或姐妹而导致出现差错。

当涉及任何患者治疗干预的情形时,都需要同时使用两种患者身份识别方式。如在提供给药、输血或使用血液制品、提供特殊饮食、放射治疗等治疗前,如在标本采集、放射检查、静脉置管、血液透析等操作前。

医院还应该针对患者意识障碍、患者镇静或麻醉状态、患者语言障碍、新生儿出生后还未取名、三无患者(无身份信息、无家人陪伴、无支付能力)等特殊情况,制定相应的患者身份识别流程。

医院还会注意感染性疾病患者、药物或食物过敏患者、跌倒风险患者、自杀倾向患者、容易走失患者、临终患者等特殊患者的身份识别,防止患者意外情况的发生。

目标2:改进有效沟通

有效的沟通意味着及时、准确、完整、清晰,并使获取信息者易于理解,有效的沟通可以减少错误的发生从而保障患者安全。不良的沟通会在许多方面造成严重影响,包括口头和电话医嘱,口头、电话沟通危急值,患者交接沟通等。

沟通可以通过口头沟通、电子沟通或书面沟通来进行。口头沟通主要包括交接班、查房、讨论等;电子沟通主要包括电话、邮件、微信等;书面沟通主要包括医嘱、处方、会诊记录等。有效沟通的判断标准是,说得清楚,听得明白。

诊断性检查的危急值报告也关乎患者安全。危急值指的是患者的检查数值或检查结果偏离正常范围,表示高风险或危及生命的病理生理状态,具有紧急的性质,并且在这种状态下,可能需要立即采取医疗行动来保护生命或防止灾难性事件的发生。

据台湾《中国时报》报道,台大医院发生移植医学史上最大的医疗事故。院方误将一名艾滋感染者的器官,分别移植给5名患者,原本沉浸在获得器官重获新生的移植患者和家属,全都傻了眼。即日起开始接受艾滋药物治疗,包括台大医院和成大医院共十多位参与移植手术的医护团队,为避免感染风险,也开始接受预防性投药。

台湾移植医学学会理事长、成大医院外科教授李伯璋感慨:"这是移植医学界的一个大灾难,也让台湾在全球留下一个不好的纪录！"据了解,这名捐赠者是一名37岁男子,因头部外伤送新竹市南门综合医院急救,由于昏迷指数为3分(注:属于严重昏迷状态),家属并不知男子是新竹市卫生局管理的艾滋病感染者,联络了台大医院器官捐赠小组。

这名艾滋病患者将心脏、肝脏、肺脏和两颗肾脏，分别捐赠给五名病患，其中心脏送到成大医院，由一名50多岁的男子接受移植手术。其他器官都在台大医院进行。

台大医院表示，院内人员仅电话询问捐赠者的艾滋病毒检验结果，接听电话的器官捐赠移植小组协调人员误将检体HIV抗原检验由"阳性"（reactive）理解成"阴性"（non-reactive），发生检验结果信息错误，并未从信息系统核对书面报告。

下达口头医嘱或电话医嘱属于最容易出现差错的一类沟通方式。医院应制定下达口头医嘱或电话医嘱的特殊情形，例如医生在紧急抢救或手术操作时，方可下达口头医嘱或电话医嘱。由于口音、方言和发音的不同，听者可能容易错误理解医生下达的医嘱。背景噪音、外界干扰、不熟悉的药品名称和专业术语往往更容易导致差错的发生。

在临床工作中也经常会遇到医生在非紧急抢救或手术操作时下达口头医嘱，护士可能畏惧于医生的权威性而违规执行不符合规定的口头医嘱。医院还会出现少部分年资高的护士，在没有医生下达医嘱的情形下，根据自己的临床经验提前抽取患者的血液标本等。

医生下达口头医嘱或电话医嘱时，在情况允许的状态下，护士要及时做好书面记录，并且将所下达的医嘱内容进行复读，待口头医嘱或电话医嘱下达者确认无误后，再进行医嘱的操作。

口头或电话报告危急值也是一种容易出现差错的情形。医院应当确定危急值项目及数值，危急值报告的流程及对象。目前医院可以在信息系统设置自动识别和报告对象，减少口头或电话报告危急值出现的差错。

例如：医学检验危急值项目

编号	项目名称	单位	正常值	危急值
1	白细胞（WBC）	10^9/L	4.0—10.0	≤2.0或≥30.0
2	血钾（K）	mmol/L	3.5—4.5	≤3.0或≥6.0
3	血气pH值		7.35—7.45	≤7.1或≥7.6
4	血糖（GLU）	mmol/L	3.9—6.1	≤2.5或≥25
5	血小板（PLT）	10^9/L	100—300	≤20或≥700

例如:医学影像危急值项目

编号	检查科室	检查项目	危急结果
1	放射影像	CT	颅内出血
2	放射影像	DR	消化道穿孔
3	放射影像	DR	自发性气胸
4	超声影像	B超	活动性血栓

对患者的病情或治疗在进行口头或电话交接时,都可能出现沟通的问题,并导致医疗不良事件的发生。例如科内交接、科间交接、院外交接,以及与患者家属进行健康教育等。标准化的表格、工具或方法有助于交接流程的一致性和完整性,减少内部沟通出现的差错发生。

目标3:改进高警讯药物的安全性

当药物作为患者治疗计划的一部分时,恰当的管理对确保患者安全至关重要。任何药物,甚至是非处方药,如果使用不当,都会给人体造成伤害。然而,当药物使用不当时,高警讯药物会造成更严重的伤害,并可能增加患者的痛苦和治疗的相关费用。

高警讯药物定义为,当错误使用具有很高风险并会给患者造成严重伤害的药物。最常被视为高警讯的药物包括胰岛素、阿片类药物、化疗药物、抗血栓药物、抗凝药物、溶栓药物,治疗窗窄的药物(如地高辛),神经肌肉阻断剂,硬膜外或鞘内注射药物。

中药毒性药物系指毒性剧烈,治疗剂量与中毒剂量相近,使用不当致人中毒或死亡的药品,贮存、使用应严格控制。例如砒霜、水银、生马钱子、生川乌、生草乌、生白附子、生附子等。

2016年12月5日,美国血液学会(ASH)在美国圣地亚哥颁发了本届欧尼斯特·博特勒奖,获奖人员为来自上海交通大学附属瑞金医院上海血液学研究所的陈竺教授,以及巴黎圣路易医院的 Hugues de Thé 教授。

ASH 将此奖授予陈竺,源于他的团队在治疗急性早幼粒细胞白血病(APL)上的贡献。这曾是一种极为凶险,死亡率很高的恶性血液疾病。

中国工程院院士王振义和中国科学院院士陈竺用全反式维甲酸(ATRA)和三氧化二砷(ATO)对急性早幼粒细胞白血病进行联合靶向治疗(又称"上海方案"),使得这一疾病的五年无病生存率跃升至90%以上,达到基本"治愈"标准。同时,从分子机制上揭示了 ATRA 和 ATO 是如何将白血病细胞诱导分化和凋亡,从而达到疾病治疗的目的。

ASH的新闻日报（News Daily）赞誉这是"实验桌到临床转化医学概念的遗产和框架性成果"，此项发现也被认为"在国际血液学上掀起了一场革命"。三氧化二砷俗称砒霜，是古今中外知名的毒品和药品，用其以毒攻毒的特性治疗各种疾病，在东西方都有千年以上的历史，因此我国民间也一直有"砒霜可以治疗白血病"的说法。

1995—1996年间，美国的医疗安全协会（ISMP）对最可能给患者带来伤害的药物进行了一项调查，共有161个医疗机构提交了研究期间发生的严重差错。结果表明，大多数致死或严重伤害的药品差错是由少数特定药物引起的。ISMP将这些若使用不当会对患者造成严重伤害或死亡的药物称为"高危药物"，其特点是出现的差错可能不常见，但一旦发生则后果非常严重。

2003年，ISMP第一次公布了高危药物目录，并在2008年进行了更新，公布了19类高危药物。1.静脉用肾上腺素受体激动剂（如肾上腺素、去氧肾上腺素和去甲肾上腺素）；2.静脉用肾上腺素受体拮抗剂（如普萘洛尔、美托洛尔和拉贝洛尔）；3.吸入或静脉全身麻醉药（如丙泊酚和氯胺酮）；4.静脉用抗心律失常药（如利多卡因和胺碘酮）；5.抗血栓药物（抗凝药），包括华法林、低分子肝素、注射用普通肝素；Xa因子抑制剂（如戊聚糖）；直接凝血酶抑制剂（如阿加曲班、来匹卢定、比伐卢定）；溶栓药物（如阿特普酶、瑞替普酶、替奈普酶）；糖蛋白Ⅱb/Ⅲa抑制剂（如埃替非巴肽）；6.心脏停搏液；7.静脉用和口服化疗药；8.高渗葡萄糖注射液（20%或以上）；9.腹膜透析液和血液透析液；10.硬膜外或鞘内注射药；11.口服降糖药；12.静脉用改变心肌力药（如地高辛和米力农）；13.脂质体药物（如两性霉素脂质体）；14.静脉用中度镇静药物（如咪达唑仑）；15.儿童口服用中度镇静药物（如水合氯醛）；16.静脉、透皮或口服吗啡类镇痛药物；17.神经肌肉阻断药（如琥珀酰胆碱、维库溴胺和罗库溴铵）；18.静脉用造影剂（钆喷酸葡胺）；19.肠外营养（TPN）。

除了19类高危药物，ISMP目录还包括以下13种高危药物：秋水仙碱注射液、依前列醇注射液、胰岛素注射液、硫酸镁注射剂、甲氨蝶呤片（口服，非肿瘤用途）、阿片酊、缩宫素注射液、硝普钠注射剂、浓氯化钾注射液、磷酸钾注射液、异丙嗪注射剂、浓氯化钠注射液、100mL或更大体积的灭菌注射用水（供注射、吸入或冲洗用）。ISMP确定的前5位高危药物分别是：胰岛素、阿片类麻醉药、注射用浓氯化钾或磷酸钾、静脉用抗凝药和高浓度氯化钠注射液（>0.9%）。

许多药品外观相似或名称发音相似。混淆药品名称在全世界范围内都是引起用药错误的常见原因。多种规格的药品也是导致用药错误的药品安全问题，如错误使用或疏忽大意用高浓度电解质（如浓度高于0.9%的氯化钠、浓度高于50%的硫酸镁）。减少或消除这类错误发生最有效的措施是制定高浓度电解质的管理流程,包括高浓度电解质不能储存在病区,而应储存在药房。急诊科、重症监护室(ICU)、手术室等特殊区域需要储存时,应当进行加锁管理,并且进行明显的标识,最好是双人配发并专门登记。

目标4:确保手术安全

手术部位错误、操作种类错误以及患者身份错误等手术差错所导致的患者严重伤害、不良事件和警讯事件一直困扰着医院。这些事件之所以发生,可能因为手术小组成员之间的沟通无效或不足、缺乏手术部位标记流程、标记手术部位时缺乏患者参与。其他常见因素还包括未充分评估患者、未充分回顾病历、医院文化不支持手术小组成员之间进行坦诚沟通、字迹难以辨认、缩写使用不规范等。

手术和有创操作包括所有具有切口或穿刺的操作,包括但不限于开放性手术操作、经皮穿刺、选择性注射、活检、经皮心血管诊断或介入操作、胸腹腔镜检查、关节镜检查和内窥镜操作等。

医院需要明确院内所有进行手术/有创操作的区域。例如,心导管室、介入放射科、胃肠镜室等。医院应当采取有效的措施保证正确的患者、正确的手术或操作、正确的部位等基本原则。

由于术前杜克大学医学中心的医生们未能及时检测供体与受体的兼容性,17岁少女杰西卡·桑蒂移植了血型不相符患者所提供的心肺器官。两周后,在试图校正这一错误的第二次手术时,她出现了脑损害,随之而来的并发症加速了她的死亡。

桑蒂从墨西哥移民到美国居住三年后,发现患有危及生命的心脏病,并开始寻求医疗方案。位于北卡罗来纳州达勒姆的杜克大学医院的外科医生希望心肺联合移植能够改善这一状况,提高她的生活质量,然而,桑蒂是O型血,医生却移植了来自A型血捐赠者的器官。患者因这一错误陷入了昏迷状态,并在重新移植与她血型相符的器官后迅速死亡。医院认定这是人为错误造成的死亡,缺乏必要的安全措施确保移植手术的组织兼容性。

手术前进行手术部位的标识是避免手术部位错误的一个有效手段。在患者意识清醒且能正常理解的情况下,应当邀请患者一同参与手术或操作部位的标识。如果患者不能配合这一项工作,应当邀请了解患者病情的家属参与进来。

全院的手术部位标识方式应当保持一致,应当由手术主刀医生或有创操作的具体实施者进行部位标识。目前我国在推行医生多点执业,很多医院在开展难度较大的手术或操作时,会聘请院外的医生进行手术或操作。很难保证手术主刀医生或有创操作的具体实施者能够亲自进行手术或操作部位的标识,医院应当采取必要的措施来避免差错的发生。

手术或有创操作部位标识的范围应当包括涉及双侧(例如耳部)、多重结构(例如手指)、多平面部位(例如脊柱)等。以下情形可以不进行体表标识:1.一岁以内的婴儿;2.因宗教信仰等原因患者或家属拒绝的;3.经自然腔道进入人体的内镜手术;4.成对器官双侧都需要进行手术时;5.器官是独一无二的(例如心脏、膀胱等)。如果因为上述原因没有在患者体表进行部位标识的,医生应当在病历中的手术示意图上标识,有利于手术小组在术前进行核查。

术前核查程序是一个持续的信息收集和确认的过程。术前核查程序的目的是:确认正确的患者、操作和部位;确保所有相关的病历资料、影像资料和检查结果能够查阅,手术部位标识正确,手术体位摆放就绪;确认所需的血液制品、特殊仪器设备或体内植入物已准备就绪。

术前暂停确认是一种推崇患者安全文化的强有力工具,它同时也鼓励手术团队在手术室里为安全操作发出自己的声音。术前暂停确认是医疗不良事件的最后一道防线。

当所有手术或操作成员到位,手术或操作即将开始之时,进行术前暂停确认。在术前暂停确认时,小组成员应当就以下内容达成一致:患者身份正确;拟实施的手术方式正确;手术或操作的部位正确。

术前暂停确认应当在手术或操作实施的地点进行。手术或操作小组还需要明确几个问题:明确核查的主持者(是主刀医生还是巡回护士);手术或操作团队全体成员参与;所有人员要停下手上所有的工作;核查项目全部通过才能开始手术或操作。离室前核查是指需要在患者离开手术室或操作间前进行。离室前核查程序包括以下内容,由小组成员之间(通常是护士)口头确认:手术或操作的名称已经记录;器械、纱布和缝针的数量清点完毕;送检标本已经准确贴好标签等。

据世界卫生组织的网站报道,在全球8个城市的医院收集的资料成功地证实,在重大手术时运用世界卫生组织制定的手术简便核查表,可以使手术死亡率及术后并发症降低1/3。核查表确定了手术的三个阶段,每个阶段与正常工作流程的一个特定时期相对应:在麻醉诱导之前(开始);皮肤切开之前(术前暂停);患者离开手术室之前(结束)。在每个阶段都必须由核对协调员确认手术小组在相应操作之前或离开手术室之前已完成了必要的核查工作。

目标5:降低医疗保健相关感染的风险

医源性感染率的上升是患者及医务人员最为担忧的问题之一。感染预防和控制对大多数医院来说都具有挑战性。各类医疗机构中最常见的感染包括:导管相关性尿路感染、血流相关感染和呼吸机相关性肺炎等。

2008年9月，西安交通大学医学院第一附属医院新生儿科9名新生儿自9月3日起相继出现发热、心率加快、肝脾肿大等临床症状，其中8名新生儿于9月5日—15日间发生弥漫性血管内凝血相继死亡，1名新生儿经医院治疗好转。国家卫生部于9月23日接到关于该事件的举报信息后，立即组织专家调查组赶赴该院，与陕西省专家调查组共同开展实地调查。经专家组调查，认为该事件为医院感染所致，是一起严重医院感染事件。

事件发生后，陕西省委、省政府高度重视，西安交通大学根据调查结果对医院有关责任人做出处理，撤销西安交通大学医学院第一附属医院院长和主管副院长的职务，免去医院新生儿科主任、护士长的职务，免去医院医务部、护理部等有关职能部门负责人的职务。

调查显示，大部分医院的感染控制科负责人是学护理专业出身，很多医院对医院感染控制的时间和精力大部分放在护理操作上。其实医院感染控制的重点应该是医生，例如，抗生素使用是否合理？手术操作是否符合无菌操作？患者是否需要放置相关的管路？患者是否需要使用呼吸机？这些与医院感染控制的很多因素都与医生下达的医嘱和操作有关。

预防和控制医源性感染的关键是实施正确的手卫生。我国的《医务人员手卫生规范》是由国家卫生部制定颁布的，属于卫生行业标准，根据《中华人民共和国传染病防治法》和《医院感染管理办法》制定，自2009年4月1日发布，于2009年12月1日实施（WS/T 313—2009），其主要依据是世界卫生组织（WHO）2009年发布的《医疗活动中手卫生指南》，提倡"安全护理的核心是清洁"的理念。

手卫生是为洗手、卫生手消毒和外科手消毒的总称。手卫生主要是针对医护人员在工作中存在的交叉感染的风险而采取的措施，是医院感染控制的重要手段。其中洗手是指医务人员用肥皂或者皂液和流动水洗手，去除手部皮肤污垢、碎屑和部分致病菌的过程。卫生手消毒是指医务人员使用速干手消毒剂揉搓双手，以减少手部暂居菌的过程。外科手消毒是指医务人员在外科手术前用肥皂（液）或抗菌皂（液）和流动水洗手，再用手消毒剂清除或杀灭手部暂居菌、常居菌的过程。

手术室、产房、导管室、层流洁净病房、骨髓移植病房、器官移植病房、重症监护室、新生儿室、母婴室、血液透析病房、烧伤病房、感染疾病科、口腔科、消毒供应中心等重点部门应配备非手触式水龙头。有条件的医疗机构在诊疗区域均宜配备非手触式水龙头。同时还应配备清洁剂、干手物品或者设施，避免二次污染。洗手池设置大小、高矮适宜，能防止洗手水溅出，池面应光滑无死角易于清洁。洗手池应每日清洁与消毒。还应该在没有洗手装置或不方便洗手的区域配备合格的速干手消毒剂。

手卫生的五个重要时刻是：1.接触患者前；2.进行操作或治疗前；3.接触患者体液后；4.接

触患者后；5.接触患者周围环境后。前两个重要时刻手卫生是为了避免患者造成医源性感染，后三个重要时刻手卫生是为了避免医务人员或其他患者造成医源性感染。

手卫生是否达到标准和要求，洗手的方法和洗手的时间是非常重要的。一般医院洗手都分为六步或七步洗手，分别需要重点清洗的部位是：手掌、手背、指缝、关节（掌指关节、指间关节）、拇指、指尖和手腕。洗手的时间最好能控制在30秒钟以上，在这个时间底线以上，才能达到一个很好的清洁效果。

虽然绝大多数医院都有相应的洗手装置和严格的洗手制度，但是手卫生的依从性仍不容乐观。大部分医务人员在接触患者、体液、环境后洗手的习惯好于接触患者前、治疗或操作前。还有部分医务人员为了避免医源性感染，在进行抽血、操作或检查时戴上橡胶手套或塑料手套，由于没有及时更换和洗手，容易造成其他患者的医源性感染。

目标6：降低患者因跌倒导致伤害的风险

全球每年近40万人因跌倒最终导致死亡，60岁以上占一半。2002年，世界卫生组织报告，全球有39.1万人死于跌倒，其中60岁以上的人≥50%，70岁以上的人占40%；全社会人口的跌倒死亡率为4.7/10万。

跌倒是我国患者死亡的第四位原因，而在65岁以上的老年人中则为首位。老年人发生跌倒在住院患者中所占比例颇高，普遍存在一些共有的心理特征：固执不服老，不愿意麻烦他人，性情急躁，急于出院，依从性差，过高估计自身体力，缺乏风险意识。住院患者发生跌倒主要在病床旁、卫生间（或洗浴室）、走廊等场所。

住院患者和门诊患者在医院受到的许多伤害都是因为跌倒造成的。跌倒风险与患者本人、当时的情形、医院的环境有关。与患者相关的跌倒风险评估：年龄是否大于65岁；1年内是否有跌倒史；意识状态；使用药物；视力情况；活动能力；是否有人陪伴。与医院相关的跌倒风险评估：地面是否干燥；灯光是否明亮；通道是否有杂物；走廊及卫生间是否有扶手；病床是否配有床档；公共区域及卫生间是否有报警装置；医院是否对患者及其陪护人员（患者家属或护工）进行预防跌倒教育。

如何减少患者跌倒的风险：首先，应评估患者的危险因素，确定跌倒的高危人群。对婴幼儿、高龄体弱的患者，以往有跌倒史、定向障碍、自主活动受限、服用镇静剂、视力下降、排尿排便频繁者，久病下床及随时有晕厥可能的患者均应予以特别关注，做好警示标识，病室、患者病床头悬挂防止跌倒的警示牌。医生、护士共同对患者及陪护人员进行健康教育并采取预防措施，避免患者跌倒。

其次，创造安全的病区环境，降低跌倒的发生率。地面材料应防滑，保持干燥，行人通道保持通畅，病室及走廊应安装扶手，拖地时应设警示标志，保持足够的照明灯，选用合适高度的床和座椅,并保持良好的功能,厕所、浴室应安装扶杆,便于患者站起来时借力。

再次,加强患者及陪护人员(患者家属或护工)的健康教育,包括个人防护及预防跌倒的知识。对于医嘱有跌倒风险的意识模糊的患者,需要有人陪护,并放置护栏。合理调配白班、夜班人力资源,加强巡视,随时了解和满足患者的需求。呼叫按钮、常用物品放置在患者随手可及的地方,必要时协助患者上下床、用餐、上厕所等。

老年人随着年龄的增长,平衡功能会越来越差,感知功能会出现障碍,肌肉力量也会减弱,发生跌倒的风险较大。对此,美国纽约大学药学与麻醉学教授,防衰老专家迈克尔·罗伊森在他的《You:身体使用手册3——留在年轻态》中指出,老人们可以通过练习,学习正确的跌倒姿势。他更建议,开始练习时,老人可以在地板上铺块垫子,而且要选择一个重心比较低的姿态开始,例如深蹲。

专家建议的正确跌倒姿势是:下颌微微收紧,下巴抵向胸部;身体顺着跌倒的方向倾斜,弯曲膝盖,降低身体重心。不要用手臂或手腕撑地;让肩膀和上背部首先着地;滚动身体,比如做个后滚翻或前滚翻,防止所有的冲击力集中到身体的某一点,有助于避免骨折。反复练习后,正确的姿势就会存在你的潜意识和肌肉中,你就可以正确地跌倒,最大限度地降低受伤的可能性。

✿ 第17章　中国患者安全目标

随着我国市场经济的发展,医疗不良事件、患者不安全的因素也在增加,已经引起了社会的普遍关注,纵观我国医院的情况,在患者安全方面面临着以下挑战。

一是医院在市场化过程中过分强调经济效益而忽视公益性,在临床过程中存在为了经济收入而过度医疗的现象,如过度检查、过度用药等。

二是医务人员新成员增加或更新过快,而继续教育相对滞后。知识更新、落实临床实际需要,无论是临床医生、护士或工作在临床一线的业务骨干的整体业务素质都有待提高,特别是有关患者安全方面的意识有待加强,这是导致医疗差错事故发生的主要原因,也是患者不安全的因素。

三是医疗技术实施过程中固有的风险因素始终存在,只要防范意识被淡化,风险就可能发生,加上医疗设备和药品更新过快,更新速度远大于循证研究,新技术应用缺乏严格的规范化管理和准入制度,也给患者增加了不安全的因素。

四是我国目前尚未建立起完善的医疗风险报告监测评价系统,加上临床存在着不合理用药及不当的用药途径,一次性用药的有效检测等问题貌似正常,实际存在严重的隐患,直接影响着患者安全。

五是医疗风险事件增加,使患者就医时缺乏安全感和对医务人员及医院的信任感,导致医患关系的变化,利益冲突明显,近年表现出来的医患纠纷中的恶性事件增加就是证据,这不但影响了患者的安全,同时也直接危及医务人员的安全。

中国医院协会结合国内外实践经验,从2007年开始每一到两年发布一次《中国患者安全目标》,《中国患者安全目标(2022年版)》主要包括十大目标。

目标一：正确识别患者身份

(一)严格执行查对制度,确保对正确的患者实施正确的操作和治疗。识别时应至少使用两种标识确认患者身份,如姓名、出生日期、病案号等,但不包括患者的床号或病房号。

(二)鼓励应用条码扫描、人脸识别等身份信息识别技术,但不得作为识别的唯一依据,且仍需口语化查对。

(三)在实施输血等关键治疗时,应采用双人核对识别患者身份。

(四)对术中患者、精神疾病、意识障碍、语言障碍等特殊患者以及无名患者,应采用双人核对识别患者身份。

(五)加强新生儿身份识别管理。

目标二：确保用药与用血安全

(一)规范药品遴选、采购、贮存、识别、处方、调配、使用和评价的全流程管理。

(二)严格执行麻醉药品、精神药品、医疗用毒性药品、放射性药品等特殊药品,以及药品类易制毒化学品、抗肿瘤药物的使用与管理规范。加强高风险药物使用风险的文书告知。

(三)规范临床用药医嘱的开具、审核、查对、执行、点评制度及流程,制定并执行药物重整、药品追溯、药物警诫制度及流程。

(四)建立和实施抗菌药物、抗肿瘤药物、质子泵抑制剂、国家重点监控药品管理的诊疗体系和技术规范。

(五)严格执行静脉用药调配中心操作规范、审核、查对、安全配送制度与流程。

(六)严格执行血液预订、接收、入库、储存、出库、库存预警、临床合理用血管理等制度与流程,建立输血信息系统,实施临床用血申请、审核、监测、分析、评估、改进等全闭环管理。

目标三：强化围手术期安全管理

(一)制定并实施择期手术(包括日间手术)必要的术前检查与评估,加强围术期相关学科协作,强化术前、麻醉前病情评估及术后访视等制度的规范落实。

(二)制定并实施统一的手术及有创操作的部位标识流程,由实施手术的医生在患者清醒和知晓的情况下标记手术部位,并将其纳入术前核对流程予以执行。

(三)严格执行手术安全核查及手术风险评估制度和流程,并提供必需的保障与有效的监管措施。

(四)严格执行围手术期患者转运与交接制度,明确转运节点、交接内容,规范转运流程,确保患者转运安全。

(五)加强围术期疼痛管理,倡导开展多模式镇痛。

(六)建立完善的标本采集、标识、运输、交接和报告制度,实现标本全流程可追溯管理。

目标四:预防和减少医院相关性感染

(一)健全医院感染管理组织体系,严格执行感染预防与控制基本制度,落实医院感染监控指标并持续改进。

(二)提高医务人员手卫生依从性,为执行手卫生提供必需的设施和有效的监管。

(三)确保安全注射,提供安全、可负担的注射设备,加强对医务人员的安全注射培训。安全处理医疗废物。

(四)健全抗菌药物分级管理制度,制定并落实多重耐药菌医院控制管理制度。

(五)加强对呼吸机相关性肺炎、血管导管相关感染、导尿管相关尿路感染和手术部位感染的监测和防控。

(六)完善医疗机构内传染病监测、预警、预防和救治机制,强化新发传染病(如新型冠状病毒肺炎)的应对与处置。

目标五:加强有效沟通

(一)建立医务人员间有效沟通机制,规范信息交接流程,确保诊疗信息的连续性,保障相关医疗照护措施落实到位。

(二)加强跨专业协作,倡导多学科团队协作模式,为医务人员提供多种沟通方式和渠道,提升团队合作能力。

(三)健全并落实临床"危急值"管理制度,规范并实施操作流程。

(四)建立不良事件自愿报告及强制性报告的制度和流程,倡导从错误中学习,构建公正的患者安全文化。

(五)鼓励患者及其家属参与患者安全。加强诊疗前后全过程的医患沟通,鼓励应用多种方式提高医患沟通效果。

目标六:防范与减少意外伤害

(一)加强高风险意外伤害人群管理,制定相关风险防范应急预案。

(二)加强跌倒、坠床、压力性损伤、走失等意外事件的风险评估,确定、警示、重点标识高风险人群,并列入交接班内容。

(三)识别具有自伤和他伤风险的患者及家属,评估自我伤害、拒绝饮食、自杀及暴力倾向等行为,制定相应防范措施和应急处置预案。

(四)评估与识别消防安全隐患,加强消防安全培训与演练,提高防范意识及能力。

(五)完善意外伤害的上报制度及流程,推进闭环管理和持续改进。

(六)加强对医护人员、患者及其照护者等意外伤害防范的教育。

目标七：提升导管安全

(一)建立并完善导管安全的管理制度和风险评估流程。

(二)加强导管使用的监控,预防并及时处置导管事件,减少对患者的伤害。

(三)建立并完善导管事件的报告流程,加强对导管事件的分析和改进,减少导管事件的发生。

(四)建立多学科协作模式,加强对非计划性拔管、导管相关性感染、导管相关性血栓等高风险患者的管理,降低导管相关并发症。

(五)加强对医务人员导管安全的培训,鼓励和教育患者及其家属主动参与导管安全管理。

目标八：加强医务人员职业安全与健康管理

(一)建立健全医务人员职业安全与健康管理机制,加强职业安全培训,形成关爱医务人员的文化氛围。

(二)建立职业性有害因素风险评估管理体系,制定风险防控措施。健全完善工作场所安全保卫机制,加强安全防范能力建设。

(三)建立医务人员职业安全事件报告制度及流程,定期进行事件分析。

(四)合理配置人力资源,关注医务人员的劳动强度、心理状态,强化心理援助,关注医务人员职业健康对患者安全的影响。

(五)制定突发公共卫生事件医务人员职业安全与健康防护预案,为医务人员提供系统保障,最大限度减少职业暴露。

目标九：加强孕产妇及新生儿安全

(一)严格落实母婴安全五项制度,强化生育服务全链条各环节的风险评估及健康教育,持续落实孕产妇及新生儿的安全管理。

(二)强化产科探视制度,完善新生儿出入管理制度和交接流程,严格落实产科及新生儿科医源性感染管理制度。

(三)建立多学科协作团队,完善院内急危重症孕产妇救治协调机制,减少孕产妇和新生儿死亡。

(四)加强孕产妇安全分娩管理,确保分娩过程中的用药安全和输血安全,落实世界卫生组织安全分娩核查表实践指南。

(五)积极开展分娩镇痛服务,促进安全舒适分娩,落实安全分娩中的尊严照护。

目标十:加强医学装备及医院信息安全管理

(一)完善医学装备安全管理与监管制度,遵从安全操作使用流程,加强对装备警报的管理。

(二)落实医学装备安全使用的培训制度,强化对医务人员的培训,鼓励监测并上报医学装备相关不良事件。

(三)完善信息安全管理制度,建立覆盖患者诊疗信息管理全流程的制度和技术保障体系,强化"互联网+医疗"信息安全,保护患者隐私。

(四)加强信息系统闭环管理,确保实现患者诊疗信息管理全流程的安全性、真实性、连续性、完整性、稳定性、时效性、溯源性,实行授权管理。

(五)加强医院网络安全培训。切实增强网络安全防范意识和应急处置能力,严格遵守网络安全管理制度,杜绝网络安全事故发生。

对比国际患者安全目标和中国患者安全目标后发现:第一,国际患者安全的目标一和中国患者安全的目标一都是强调的:正确识别患者身份,具体内容和含义基本相同。

第二,国际患者安全的目标二:改进有效沟通与中国患者安全的目标五:加强有效沟通,具体内容和含义基本相同。

第三,国际患者安全的目标三:改进高警讯药物的安全性与中国患者安全的目标三:确保用药与用血安全,部分内容及含义相同;中国患者安全目标特别强调了临床用血的安全管理。

第四,国际患者安全的目标四:确保安全手术与中国患者安全目标的目标三:强化围手术期安全管理,内容及要点基本相同;

第五,国际患者安全的目标五:降低医疗保健相关感染的风险与中国患者安全的目标四:预防和减少医院相关性感染,要求和含义大致相同;

第六,国际患者安全的目标六:降低患者因跌倒导致伤害的风险与中国患者安全的目标六:防范与减少意外伤害,部分内容和含义相同。中国患者安全目标还涉及坠床、压力性损伤、走失等意外事件的发生。据研究表明,医院住院患者发生坠床的人群特征、引发的因素、导致的不良后果及预防和处理的措施与患者发生跌倒基本相似。

压疮是临床上常见的压力性损伤。患者造成压疮的内在因素有循环、呼吸不稳定、运动功能减退和感觉功能障碍、低蛋白症、贫血、皮肤生理异常等;外在因素为压力、剪切力、摩擦力以及潮湿等。护理人员运用压疮风险量表如 Norton 等,对患者进行评估。评估分值在危险范围内的患者,应采取积极的针对性预防措施,才能有效地预防压疮的发生。特别强调的是护理人员应重视压疮的预防重于治疗的理念,而预防的关键在于预测,对潜在发生压疮的患者要根据情况的变化随时进行再次评估。

表1　Norton压疮危险因素评估表

项目/分值	4	3	2	1
精神状态	清醒	淡漠	模糊	昏迷
营养状况	良好	一般	差	极差
运动情况	运动自如	轻度限制	重度受限	运动障碍
活动情况	活动自如	扶助行走	依赖轮椅	卧床不起
排泄控制	能控制	尿失禁	大便失禁	二便失禁
水肿情况	无	轻度	中度	重度
使用药物	未使用镇静剂或类固醇	使用镇静剂	使用类固醇	使用镇静剂和类固醇

压疮积极有效的预防措施包括,提高护理人员对预防压疮的认识,组织护理人员学习有关知识,增强责任感。患者住院卧床期间,护士工作要做到"六勤":勤观察、勤翻身、勤按摩、勤擦洗、勤整理、勤更换。每班真正落实交接班的内容,避免皮肤局部组织长期受压,避免摩擦力和剪切力的作用,避免局部潮湿等不良刺激,并应对有压疮危险的患者建立翻身卡,合理使用预防压疮用具,改善患者机体营养状况,向患者和家属介绍压疮发生、发展及预防、治疗护理的一般知识。

保障患者安全是医患双方共同的责任,应充分体现患者的权利与以患者为中心的服务理念。让患者及其家属参与患者安全教育,医院首先要主动公开信息,公开告知患者,医院接待患者投诉的主管部门与投诉的方式及途径,尤其对重大安全事件要及时通报(新闻发言人),形成正确的舆论导向。

医院要通过多种形式与渠道向患者及其家属和公众进行教育与宣传。从社区开始进行患者安全的教育,宣传用药安全知识,弥补患者信息知识上的空白与不对称,如疾病诊疗的知识。医院要采取切实可行的措施,提升患者的知情同意权,使患者诊断治疗的选择权得到确切的尊重,扩大落实的力度。

医院需要患者主动参与患者安全教育,同样需要爱提问题的患者,把自己有疑问或者好奇的问题说出来,让医务人员给出合理的回答或者引起足够的重视,避免医疗不良事件的发生。

我的一位朋友因为肾脏疾病导致慢性肾功能不全,需要靠血液透析来维持生命。当他患病的时候,他的孩子还比较小,他意识到自己要尽一切可能来延长自己的生命,希望孩子能够得到更多的父爱。所以他选择到哪家医院进行血液透析比较慎重。他查看了很多的医学书籍,收集了多家医院的信息,询问了好多的病友,最终选择了一家当地知名的三级甲等综合医院。

在每一次血液透析的几小时内,他都保持清醒的状态,他会认真地观察医生、护士的每一个操作的动作和流程,如果稍微有一点儿与他了解的标准和要求不同,他都会提出自己的疑问和想法。他的这种做法对自己的生命极端负责任。血液透析几次之后,这个科室所有的医务人员都知道他是一位非常"挑剔"的病人,每一次操作都严格地按照标准和要求执行。

有一次他发现血液透析科来了两位有点儿陌生的面孔,一打听是刚刚进修回来的专科护士。每当这两位护士给自己操作治疗时,他都会格外地小心和警惕,从一开始他就发现这两位护士的操作流程和方法与其他人有很多不同的地方,他都会提出疑问。没想到这两位护士很干脆地告诉他:"我们的操作流程和方法是在国内知名医院学习的最先进的方法,没有问题。"他对此半信半疑地接受了。

有一天这两位进修回来的护士按照她们的操作给他透析完了以后,他发现自己头晕、乏力、口干、肢体发凉,他意识到自己可能遇到麻烦了。于是,他赶紧按床头呼叫铃,让医生过来检查一下,结果医生发现他被多透析了1000毫升左右的液体,经过处理后慢慢地恢复了。再次血液透析时,他就转到了另外一家医院。

许多医院管理者认为,医疗差错报告是"家丑",不论是不是医疗事故,加之媒体不恰当地过分渲染,都会对医院造成负面影响,因此医院担心医疗差错的公开会影响到医院的正常工作秩序和患者的就诊数量。

目前很多发达国家的医院把医疗不良事件的发生和处理公开化,建立了一套较为完善的医疗不良事件报告和管理系统。这表明医学发展已进入了理性思考阶段,其最终目的是发现、分析医疗服务行业中存在的不安全问题,找出那些容易因个人差错而影响全局的不良因素,进而有效地预防医疗不良事件的发生,这也是医学健康发展的需要。

通过建立医疗不良事件报告制度,鼓励医院员工主动报告医疗不良事件,可有效地避免医疗缺陷。医疗不良事件本身作为一个很好的信息资源,通过规范的信息渠道,将使每个医疗机构得到共享,使医疗机构和医务人员从他人的过失中、其他医院处理医疗纠纷的教训中,找到值得借鉴的经验,以便在自己和本医疗机构的活动中不再犯同样的错误。

建立医疗不良事件报告制度,主动报告医疗不良事件,是医院进行医疗责任保险的前提。医疗是高风险职业,而医疗责任保险具有适法性、公正性和预防性,无论对社会、患者和医务人员都有积极作用。然而医疗责任保险的理赔,是建立在医院如实报告医疗不良事件的基础上,不管是医院或医务人员,只有正视医疗不良事件,如实报告,才能将医疗责任保险落到实处,切实保护患者和医院的自身利益,降低医务人员的职业风险。

主动报告医疗不良事件以增加医疗水平和服务的透明度,报告的目的是从这些事件中寻找规律,总结经验教训,更好地防范医疗不良事件的发生。只有掌握了规律,才能有预防的方法,及时地上报医疗不良事件。这也是患者法治观念增强的必然趋势,有利于促进医疗行业从严格按照执业标准入手,使医疗纠纷的解决方法步入法治轨道,从根本上持续改进医疗质量,减少医疗不良事件的发生。

绝大多数医院管理者在医院发生医疗不良事件后的第一反应是"谁的错?",然后立即会联想这位员工是不是责任心不强?是不是违反了医院的规章制度?接下来的处理方法是对相关的责任人员进行批评、教育,甚至罚款、扣罚奖金等一系列的惩戒方式,希望以此起到对当事人和全院员工的威慑作用。

这种惩罚制度在某种程度上能够起到一定的作用,但是在这种文化下容易导致医务人员不愿意将医疗不良事件主动暴露出来,可能会想尽一切办法进行隐瞒,结果会带来更多、更大的安全隐患。

有一位护士叫玛丽,在纽约一家医院已经工作了三年。这年纽约气候异常,住院病人激增,玛丽忙得脚不沾地。一天给病人发药时,她张冠李戴发错了药,幸好被及时发现,没有酿成事故。但医院的管理部门依然对这件事情展开了严厉的"问责"。

首先问责护理部。他们从电脑中调出最近一段时间的病历记录,发现"玛丽负责区域病人增加了30%,而护士人手并没有增加"。调查部门认为护理部没有适时增加人手,造成玛丽工作量加大,劳累过度,导致发错了药。

其次问责人力资源部门的心理咨询机构。玛丽的家里最近有什么问题?询问得知,她的孩子刚上幼儿园不适应,整夜哭闹,影响到玛丽晚上休息。调查人员询问后认为"医院的心理专家没有对她进行帮助,失职!"。

最后问责制药厂。专家认为"谁也不想发错药,这里可能有药物本身的原因"。他们把玛丽发错的药与其他几种常见药放在一起进行对比,发现这几种药的外观、颜色相似,容易混淆。他们向药厂发函:建议改变常用药片的外包装,或改变药的形状,尽可能减少护士对药物的误识。

那几天玛丽特别紧张,不知医院会如何处理。医院的心理专家走访了她,告诉她不用担心病人的赔偿事宜,已由保险公司解决。还与玛丽夫妻探讨如何照顾孩子,并向社区申请给予她10小时的义工帮助。玛丽下夜班,义工照顾孩子,以保证她能充分休息。同时医院特别批准她"放几天假,帮助女儿适应幼儿园生活"。

从这以后,玛丽工作更加认真细致,也没有人犯类似的错误。她和同事们都很喜欢自己的工作,想一直做下去。护士工作辛苦是众所周知的,在美国,护理业成为非常受人尊敬的职业,除了护士较高的薪水和待遇外,我相信还有很多其他原因。

《中国患者安全目标(2022年版)》的目标八是加强医务人员职业安全与健康管理。这表明了,医务人员的职业安全与健康管理也将间接影响患者安全。《中国患者安全目标(2014—2015年版)就已经开始关注医务人员劳动强度和健康安全,其中目标十是建立医务人员劳动强度评估制度,关注工作负荷对患者安全的影响。

(一)医疗机构有责任和义务为医务人员提供安全、无疲劳的工作环境。

(二)评估和制定组织内部合理的工作量。依据相关法律及医疗制度明确规定员工每天、每周最长工作时限,确保患者安全。

(三)从系统、组织及个人层面充分认识疲劳的危害,提供预防疲劳的最佳实践指南。涉及体力劳动操作时,指导员工按体力操作安全指南工作。

(四)进行组织内部风险评估,特别是开展重大、耗时、技术性强的医疗技术时,充分考虑医务人员体力和技术因素,制定安全可行的实施方案。

(五)充分利用质控工具和现代技术优化流程,减轻工作人员的工作负荷,确保诊疗质量。

据研究表明,人在疲劳状态下犯差错的概率是正常人的3—5倍。我国医保制度的改革激发了人们就医的需求,同时,广大民众就医没有形成分级就诊和预约就诊的习惯,导致规模较大医院的医务人员长期处于高负荷的工作状态。

我国大部分医院管理者的管理理念是医院员工带病坚持工作、轻伤不下火线是一种良好的职业美德,医院内部和新闻媒体都会大张旗鼓地表扬和宣传,这是一种对医院员工健康和患者安全不负责任的做法。

2018年6月24日上午8点,像往常一样,泗县人民医院妇产科接到通知说当天有8台手术,主治医师梁医生当天身体有些不适,肚子有点儿疼。但梁医生并没在意,便开始了紧张的手术。

为了坚持把手术完成,同台手术的医护人员便为梁医生注射了止疼药,就这样,梁医生一边冒着虚汗,一边忍着腹中的剧烈疼痛,坚持在手术台上,争分夺秒地迎接新生命。

注射完止疼药的梁医生,疼痛的症状依然没有好转,但是这一上午的手术任务繁重,梁医生只能继续忍痛坚持手术。在监控中我们看到,11点51分时,梁医生捂着肚子再次进入手术室,慢慢地走到墙边蹲下,他告诉同事:"太疼了,疼得受不了。"接着麻醉师又拿了一支止疼药,打在了梁医生的胳膊上。疼痛暂时缓解之后,梁医生又迅速投入到剖宫产手术中。

手术结束后,梁医生才对自己的病情进行会诊,经过会诊,诊断为急性阑尾炎,需要马上进行手术。妇产科主任石主任流着泪说:"打开腹膜发现脓液已经都流出来了。"由于工作时间太长,梁医生的阑尾已化脓,再不手术,会造成阑尾穿孔,随时都有生命危险。好在梁医生的手术非常顺利,没有造成不良的后果。

妇产科主治医生梁医生告诉记者:"我们医生生不起病,如果我们生病了,那么好多病人都在等,有时候心里面也会替他们着急,也想急着把手术赶快做完,把病看好。"

我国在工作期间发生猝死的医生从2008年到2015年共有29位,特别是在2014年,我国猝死的医生高达15位,2015年第一季度就有5位医生猝死。

有关我国第一个关于医生猝死的学术报告称:近年来,我国医生的猝死事件频繁报道,医生,难道真的已成为中国的高危职业? 其文中指出,医生猝死问题令人瞩目,拷问着中国的医疗教育和医院管理。报告中显示,猝死的医生90%是男性,且平均年龄仅为40岁。麻醉医生猝死的平均年龄更小,只有35岁。很奇诡的是仅有3位女医生猝死且全为麻醉科医生,平均年龄仅32岁。麻醉科和外科是医生猝死最高的科室,在医生猝死的科室中,麻醉科14人;外科10人;内科3人;急诊科2人。文中研究还发现,猝死的医生大部分在省市三甲医院工作,其工作的城市也为经济发达的城市,仅有4人在县医院工作。

突如其来的离世,让人猝不及防,导致医生猝死机制至今未弄清楚。仅通过推测可以得出以下几方面的因素:第一,劳累和压力大。有关数据报道,我国90%以上的医生每天工作均超过8小时,更有将近40%的医生每天工作超过12小时,超长时间的工作量使得39%的医生因缺乏休息感觉无助和无望。第二,日益紧张的医患关系。社会医闹事件频繁出现,杀医和伤医行为被屡屡报道,其原因归咎于:病人病情恶化,没有进行理性思考,导致思维混乱。

《中国患者安全目标(2022年版)》的目标十:加强医学装备及医院信息安全管理。随着医疗科学技术的不断发展,医院的医疗器械、医疗仪器、医疗设备是越来越多,并且更新的速度也越来越快。从小到血压计、体温计,大到CT、MRI,医院的仪器设备可能是成千上万件。不同的厂家、不同的型号、不同的规格、不同的使用和维修方法,对医院的医学装备部或者设备科来讲,都是一个巨大的挑战。

医疗器械、仪器、设备的损坏或者使用不当,对患者都可能造成身体健康或者生命的危险。医院管理者应当引起高度的重视,应该采取预防措施和风险控制的方案,避免因医学装备因素导致医疗不良事件的发生。医学装备管理部门应当对医疗器械、仪器、设备进行定期的维护和及时的维修。设备的使用者在使用前后也应当进行必要的检查,及时上报医疗器械、仪器、设备的使用状态。

美国急救医学研究所(ECRI)近期在其网站发布了《2020年十大医疗技术危害》,旨在提醒医疗机构重视医疗装备器械的安全性及可能给患者带来的危害。这十大医疗技术危害如下:

一是手术缝合器的错误使用。手术缝合器是一种需要精细技术操作的复杂仪器,如果在使用中选择了错误的缝钉尺寸,从而导致钉线夹紧的组织太厚或者太薄都有可能导致钉线失效,造成患者术中出血、组织损伤、术后出血甚至吻合失败等并发症。因此,应对使用手术缝合器的医生进行专业的培训,务必使操作人员在使用前有足够的模型实践练习。

二是缺乏监督的即时超声技术。即时超声技术是一种由临床医师在床边进行的超声影像检查,此种超声仪高度便携,价格便宜,其易于使用的特点有力地推动了这个技术在整个医学领域的广泛应用。然而,在许多医疗机构中没有相应的即时超声技术用户的保障措施,例如必需的技能培训。

三是消毒错误导致医源性感染。医院中消毒灭菌过程的任何错误都可能使患者接触受污染的器械、植入物和其他医疗用品。因此,医疗机构应制定相关规范化操作流程,培训合格的工作人员或者寻找有资质的承包商,并不间断地进行院感防控。

四是家庭式中心静脉导管(CVC)透析的危害。美国联邦政府致力于推动终末期肾脏病患者的家庭治疗。但家庭治疗将会使许多使用中心静脉透析的肾病患者面临诸多安全隐患。中心静脉导管通常通过颈静脉(或其他较大的中心静脉)放置。这种置管方式提供了从身体外部到患者心脏的直接路径,因此更易造成严重的感染、凝血、导管渗漏、空气栓塞等并发症。

五是未经安全验证的手术机器人程序。手术机器人系统用于协助外科医生进行广泛且持续的手术操作。尽管有些新开发的外科手术机器人程序将更有助于推进临床实践,但这种未经安全验证的手术机器人程序也可能导致患者受伤、造成意想不到的并发症以及导致术后预后不良。

六是过多的报警、警告和通知。现在临床医生比以往任何时候都需要将其注意力在患者救治护理任务和响应医疗设备以及健康信息系统报警上来回转移。随着警报以及生成警报设备的数量增加,临床医生在面对众多警报及危急情况时将有可能变得不知所措,从而增加临床重大事件的解决难度。

七是互联家庭医疗环境中的网络安全风险。远程病人监护技术越来越多地用于家庭监护,以帮助临床医生识别病情恶化的病人从而使其及时获得住院治疗。随着诸如此类的联网医疗技术进入家庭,网络安全将成为今后的重大挑战。与任何联网的医疗设备一样,必须保证家中使用的已连接设备免受数据流中断,改变或降级设备性能的可能以及私人健康信息泄露的威胁。

八是缺少植入物数据可能造成 MRI 扫描检查的延迟或者危险。某些医疗植入物暴露在 MRI 系统的磁场中会发热、移动或发生故障。因此，在进行 MRI 检查前，应充分了解患者的植入物并遵守植入物制造商规定的安全扫描禁忌或条件，以免造成伤害。

九是电子病历系统中的剂量计时错误导致用药遗漏或延迟。处方药预定的给药时间与护士查看的自动生成的工作清单中，指定的时间之间的差异可能导致药物剂量的遗漏或延迟。根据患者的病情和处方药的种类，这些错误可能会造成严重的临床后果。

十是松动的螺母和螺栓可能导致灾难性的设备故障和严重伤害。在日常使用中，将医疗设备组件固定在一起的螺母，螺栓和螺钉会随着时间的流逝而松动。无法修理或更换松动或丢失的机械紧固件会导致严重后果：设备在使用过程中可能会倾倒，跌落，倒塌或移位，其中任何一种都可能导致患者，操作人员或旁观者受伤或死亡。此外，还可能会阻碍工作流程，延误患者护理，并使设备遭受重大损坏。

医疗服务是一项高度依赖于信息交流的复杂工作。患者、家属、医务人员和社区之间要密切交流。信息交流失效是患者安全事件中最常见的根本原因之一。为了给患者提供协调整合的服务，医院必须依靠有关临床医学科学知识、患者个体、医疗服务内容、医疗服务结果、医院绩效等各方面的信息。如人力、物力、财力资源一样，信息也是资源，医院管理者必须对其进行有效管理。

医院要保护数据及信息的隐私，尤其注重敏感数据及信息的保密性，在数据共享与数据保密性之间进行平衡。医院为不同类别的信息设定不同的隐私和保密程度。维护数据完整性是信息管理的一个重要方面。数据库中包含的数据必须准确，以确保对数据分析结果的解读具有价值。另外，在计划性或非计划性的数据系统死机期间，需要保证数据的完整性。这可通过死机恢复程序，以及持续的数据备份程序来完成。

2018 年 2 月 24 日，湖南省儿童医院信息系统遭黑客攻击，怀疑勒索病毒侵入，导致系统大面积瘫痪，造成院内诊疗流程无法正常运转。医院立即启动信息系统故障多部门联动应急预案：对故障系统进行抢修，同时疏导候诊患者到各诊区就医。

这类病毒在 2017 年肆虐时，曾造成英国多家医院和诊所瘫痪，只能被迫用救护车把病人转送到不受影响的医院。许多病人无法及时就诊，常规手术纷纷取消，英国多地医疗系统一度处于混乱状态。此次攻击的病毒虽然疑似之前勒索病毒的变种，但系统恢复较快，数据没有丢失，实属万幸。

从 2017 年的情况看，这一勒索病毒利用的是微软"视窗"操作系统中的一个漏洞，且系统内只要有一台主机被感染，将造成网内大规模扩散。由于我国的医疗机构在早期开发内部网络时,大多各自为政,很多电脑选用的是微软"视窗"操作系统且沿用至今,这就为黑客攻击埋下巨大的隐患。

提升医疗系统内网电脑的安全性,应尽早提上议事日程。当前,我国在大力推行远程诊疗,医联体建设也进行得如火如荼。这些医改举措都需要十分便捷的网络系统,有时候内部网络很难满足需求,在不适合接入外网的地方违规接入外网,一旦主机感染,其他内网的电脑也会受到攻击。因此,应让医疗系统内网与外界处于物理隔离状态,不应因追求便捷而牺牲安全。一家医院遭受境外勒索病毒侵入看似是小事,但放在整个医疗系统来看,又绝非小事。制定更加严密的防范措施,出台更为严格的信息安全规章制度就成了当务之急的事。

✤ 第18章　患者安全体系

医疗不良事件是指在临床诊疗活动中以及医院运行过程中,任何可能影响病人的诊疗结果、增加病人的痛苦和负担并可能引发医疗纠纷或医疗事故,以及影响医疗工作的正常运行和医务人员人身安全的因素和事件。

国家卫健委医院管理研究所对医院常见的不良事件分为下列几类:护理不良事件、药物不良事件、医疗器械不良事件、医疗并发症、医院感染、医疗失误(误诊、误治)、其他意外等。

护理不良事件指医院对住院患者、孕妇及新生儿,养老院、护理院对入住患者护理措施不到位,直接或间接导致患者受伤、昏迷,甚至死亡等事件。

药物不良事件主要是指药物不良反应,患者在使用经检验合格药物在正常用法、用量下出现的与用药目的无关的不良反应或副作用。

严重药物不良反应是指因使用药物引起以下损害情形之一的反应:导致死亡;危及生命;致癌,致畸形,致出生缺陷;导致显著的或永久性的人体伤残或者器官功能的损伤;导致住院或者住院时间延长;导致其他重要医疗事件,如果不进行有效处理可能出现上述情况的发生。

医疗器械不良事件是指获准上市的质量合格的医疗器械在正常使用情况下发生的,导致或者可能导致人体伤害的各种有害事件。

医疗并发症是指一种疾病在发展过程中引起另一种疾病或症状的发生,后者即为前者的并发症,如消化性溃疡可能有幽门梗阻、胃穿孔或大出血等并发症;另外一种并发症是指在诊疗护理的过程中,患者因患一种疾病合并发生了与这种疾病有关的一种或几种疾病,如激光脱毛后可能有局部红肿、瘢痕色素沉着、皮肤热损伤、毛囊炎等并发症。

医院感染又称为医院获得性感染,是指在医院发生的感染,其感染人群可分为患者、医务人员、照护者、探视者等。医院感染多发生在患者住院期间,但潜伏期较长的疾病也有在医院感染,于出院以后出现的。

在医疗失误中,定义误诊应该包括四个方面的内容:一是患者已经就诊;二是就诊时具备了确诊的条件;三是收集用以诊断所需的资料有所遗漏;四是已经给予无效的治疗并使病情延误导致恶化。

误诊通常包括三种情况:错误诊断即将甲病诊断为乙病,延误诊断即确诊疾病的时间延后,遗漏诊断即遗漏同时存在的主要疾病。从导致的后果来看,三者有共同的特点,所以统称为误诊。但是从发生的原因、性质和程度来看,三者有许多不同之处,作为学术研究,应对三者加以区别。

意外伤害按照保险业的常见定义是指外来的、突发的、非本意的、非疾病的使身体受到伤害的客观事件。例如患者在医院发生跌倒、坠床、压疮等不良事件。

30万例误诊病例误诊原因分析(2005—2010年)

误诊原因分类	误诊根本原因	百分比(%)	分类比(%)
医生原因	1.经验不足缺乏对该病的认识	33.00	51.13
	2.问诊、查体、手术探查不仔细	17.08	
	3.病理诊断错误	1.05	
诊断思维原因	4.未选择特异性检查项目	17.28	36.22
	5.诊断思维方法有误	9.25	
	6.过分依赖或迷信辅助检查结果	9.41	
	7.对专家权威及先期诊断的盲从心理	0.28	
疾病原因	8.缺乏特异性症状体征	7.92	10.28
	9.并发症掩盖原发疾病	0.76	
	10.多种疾病并存	0.74	
	11.属于国内罕见病或新病种	0.39	
	12.药物作用的影响	0.30	
	13.先天畸形	0.17	
患者原因	14.患者主诉或代述病史不确切	1.03	1.45
	15.患者故意隐瞒病情不配合检查	0.42	
医院条件原因	16.医院缺乏特异性检查设备	0.92	0.92

《联合委员会国际部医院评审标准》将医疗不良事件主要分为：跌倒坠床、意外拔管、给药错误、工作差错、治疗/手术操作差错、饮食差错、员工锐器伤、药物不良反应、用血错误、输血反应、输液反应、其他意外事件（公共意外、伤害事件、治安事件、其他类型）等。

《联合委员会国际部医院评审标准》中的医疗不良事件主要分为警讯事件和临界差错。警讯事件是指涉及死亡或严重身体伤害或心理伤害的意外事件。警讯事件主要包含：意外死亡；与患者病情自然发展或基本状况无关的主要功能永久丧失；部位错误、操作错误和患者错误的手术；因输注血液或血液制品，抑或移植受污染的器官或组织而造成感染慢性病或绝症；诱拐婴儿或把婴儿交给错误的父母；强奸、职场暴力或谋杀患者、工作人员、医学生、探视者或医院供应商等。临界差错是指任何未造成危害的差错，但其再发展很有可能带来严重的不良后果。

美国国家质量论坛在2002年首次提出了6大类、共计27种医疗服务机构的"严重须上报事件"。这些"严重须上报事件"可能给患者和家属造成巨大的伤害，通过患者安全控制和医疗质量提升完全可以避免。2006年，美国国家质量论坛把"严重须上报事件"数量增加到28种。截止到2016年，"严重须上报事件"共7大类，29种。

美国国家质量论坛"严重须上报事件"（2016年）

一类：外科手术相关事件

1.在身体的错误部位实施了手术

2.在错误的患者身上实施了手术

3.在患者身上实施了错误的手术

4.手术后在患者体内留下异物

5.手术期间或术后很短时间死亡的健康患者

二类：药物或器械相关事件

1.患者死亡或严重伤害与使用被污染的药物、器械或者生物制品有关

2.患者死亡或严重伤害与医疗器械使用不当有关

3.患者死亡或严重伤害与在医疗机构治疗期间血管内空气栓塞有关

三类：患者缺乏保护相关事件

1.对于缺乏独立行为能力的患者（无论年龄），在出院时被转交给非指定人员

2.患者死亡或严重伤害与患者私自离开医院有关

3.在医疗机构治疗期间，患者自杀或者蓄意自杀造成的严重伤害

四类：治疗管理相关事件

1.患者死亡或者严重伤害，其结果与药物使用错误相关（包括用药种类错误、剂量错误、

错误患者等）

2.患者死亡或者严重伤害与使用错误的血液制品有关

3.低风险下的产妇死亡或严重伤害

4.低风险下的妊娠的新生儿死亡或严重伤害

5.患者的死亡或者严重伤害与患者在住院期间跌倒有关

6.院内获得的3期、4期或不能分期的压疮

7.人工授精时使用了错误的精子或卵子

8.患者死亡或严重伤害因为不可替代的生物样本不可逆的丢失

9.患者死亡或严重伤害因为没有进行检验、病理或放射结果的跟进或者沟通

五类：环境相关事件

1.患者或者员工死亡或者严重伤害与在治疗期间的电击相关

2.供给氧气系统或者其他供气系统没有气体，提供错误气体或者被有毒污染后造成的任何事故

3.患者或员工死亡或者严重伤害与治疗期间的任何原因的烧伤有关

4.患者死亡或者严重伤害与身体约束或者床栏的使用有关

六类：放射相关事件

患者死亡或者严重伤害与在磁共振区域携带金属物品有关

七类：潜在犯罪事件

1.任何情况下，有人冒充医生、护士、药师或者其他需要执照的医务人员进行医疗活动

2.对于任何年龄的患者或者居民进行绑架

3.在医疗机构里对患者或者员工进行性侵犯

4.医疗机构内发生的身体侵犯造成患者或者员工死亡或者严重伤害

医疗不良事件发生以后，首先不是追究犯错误的人，而应该是寻找体系的原因。据研究表明，医疗不良事件的发生85%的原因在于系统，只有15%的原因在于个人。由此可见，为了防范医疗不良事件，避免患者不安全事件的发生，医院建立患者安全体系是非常有必要的。

患者安全与医疗质量是医院管理永恒的主题，患者安全的保障和医疗质量改进的目标是要持续降低患者和员工的风险，通过领导和计划患者安全和质量改进项目、改善临床和管理流程、收集指标资料，以监控各流程的执行情况，对资料进行分析，实施并保持能促进质量改进项目，最终促进医院质量得以提升。

首先,健全患者安全与医疗质量管理组织要得到医院领导层的重视与竭力推进。由医院院长担任患者安全与医疗质量管理委员会的主任委员,分别设立医疗质量、护理质量、康复质量、感控质量、药事质量、医技质量等专业委员会,由不同学科和专业的技术人员组成。充分发挥专业技术人员对患者安全和医疗质量熟悉和了解的优势,群策群力防范和减少医疗不良事件的发生。临床和医技科室也分别成立相应的工作小组来开展此项工作。

其次,严格执行卫生行政主管部门颁布的医疗质量安全十八项核心制度:首诊负责制度、三级查房制度、会诊制度、分级护理制度、值班和交接班制度、疑难病例讨论制度、急危重患者抢救制度、术前讨论制度、死亡病例讨论制度、查对制度、手术安全核查制度、手术分级管理制度、新技术和新项目准入制度、危急值报告制度、病历管理制度、抗菌药物分级管理制度、临床用血审核制度和信息安全管理制度。

再次,设立重点领域的监控指标。每年至少在患者评估、检验服务、医学影像服务、外科手术程序、抗生素及其他药物使用、给药差错及潜在差错监控、麻醉和镇静剂使用、全血及血制品使用、病历的提供、内容和使用、感染的控制、监测、报告、临床研究等领域选择一个指标进行监控。

然后,灵活充分运用质量改善工具。例如:PDCA循环(戴明环)、QCC(品管圈)、5S管理、RCA(根本原因分析)、FMEA(失效模式与效应分析)和追踪方法等。

最后,营造质量安全文化。将患者安全和医疗质量内化到医院文化中,对员工进行培训,建立医疗不良事件无责任上报并推行医院质量奖,有效地激励员工主动发现问题,发起自上而下、自下而上的质量管理活动。